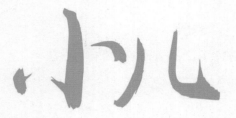

小儿推拿术

李志刚 ◎ 主编

吉林科学技术出版社

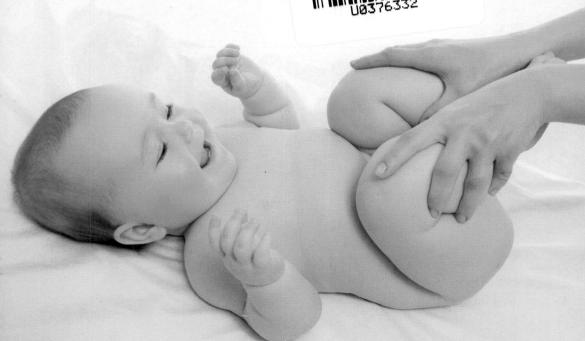

U0376332

图书在版编目（CIP）数据

小儿推拿术 / 李志刚主编 . — 长春：吉林科学技术出版社，2018.1
ISBN 978-7-5578-3405-0

Ⅰ．①小… Ⅱ．①李… Ⅲ．①小儿疾病－推拿 Ⅳ．
① R244.15

中国版本图书馆 CIP 数据核字（2017）第 266202 号

小儿推拿术
XIAO'ER TUINASHU

主　　编　李志刚
出 版 人　李　梁
责任编辑　孟　波　宿迪超　穆思蒙
封面设计　长春市一行平面设计有限公司
制　　版　长春市一行平面设计有限公司
开　　本　710 mm×1000 mm　1/16
字　　数　260千字
印　　张　15
印　　数　1—7000册
版　　次　2018年1月第1版
印　　次　2018年1月第1次印刷

出　　版　吉林科学技术出版社
发　　行　吉林科学技术出版社
地　　址　长春市人民大街4646号
邮　　编　130021
发行部电话/传真　0431-85635177　85651759　85651628
　　　　　　　　　　　　　　　85652585　85635176
储运部电话　0431-86059116
编辑部电话　0431-85610611
网　　址　www.jlstp.net
印　　刷　长春新华印刷集团有限公司

书　　号　ISBN 978-7-5578-3405-0
定　　价　39.90元

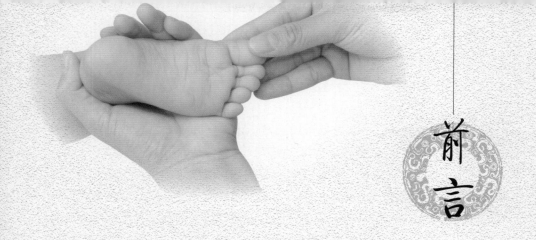

前言

　　孩子出生后，父母都希望孩子能健健康康，长命百岁。当孩子身体感到不适时，父母的手会很自然地按摩孩子不舒服的地方，如肚子痛时会去揉揉肚子，颈痛时会去按按颈部，头疼时会去揉按头部。久而久之，人们就发现了有效治疗病痛的穴道和反射区，从而形成了自成系统的特效穴位推拿手法。中医学说源远流长博大精深，几千年来自成体系，在小儿医疗诊治方面积累了大量的临床经验，通过推拿手法的运用，可通经络，平阴阳，和营卫，理气血，调脏腑，治疗疾病和养生保健。

　　人体是以五脏（心、肺、肝、脾、肾的总称）为中心，通过经络联络全身的有机整体。推拿手法可改善孩子身体经络、血液循环，祛除体内污浊之气，让经络畅通，气血旺盛，"痛则不通，通则不痛"，血脉要通、气要通和、心气要通、胃肠要通，要孩子吃得下，睡得着，拉得净，才能放得开，长得快，身体好。

　　与西医打针、输液、吃西药相比，中医经络疗法不会给孩子造成新的伤口，杜绝了伤口感染的可能性，减轻了孩子的疼痛，同时帮助父母解决孩子不喜欢吃苦药的问题，轻轻松松为孩子治病，再也不用为药物毒副作用担心。

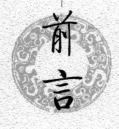

同时，中医疗法入门简单，不必使用专业的医疗器材，父母只要找到正确的穴位及反射区，只需学会简单的穴位推拿手法，很快就能掌握，成为孩子的推拿师，在家轻轻松松、随时随地为孩子治病，且效果显著。如果父母拥有一些基本的推拿常识，孩子日常生活中的一些小病就能够通过推拿解决，孩子能在爸爸妈妈温暖、舒服的抚摩中感受到父母对自己的疼爱，增进彼此的亲情，同时可以最大限度地避免在医疗上的"过度消费"，用最少的投入获得最大的健康收益。

本书从父母的需求出发，为家长们重点介绍中医疗法中简单易操作的穴位推拿手法，分析儿童身体不同发展阶段的生理病理特点，以脉络学说作为主导理论，并运用简洁清晰的图解形式为家长提供各种疾病的中医疗法。同时，根据孩子生活、学习特点，为孩子制定专门的中医日常保健养生法。

本书在编写的过程中，难免有疏漏之处，希望读者不吝赐教，批评指正。

李志刚

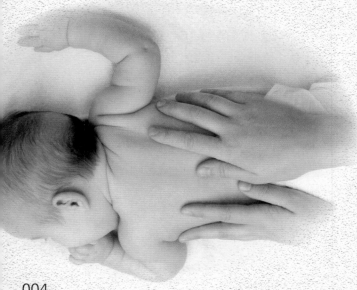

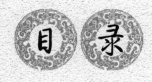

目录

第一章 从头到脚判定小儿健康，解密小儿推拿

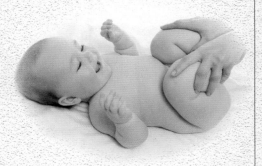

CONTENTS 目录

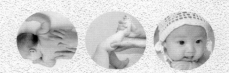

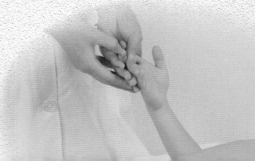

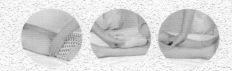

CONTENTS 目录

第三章　赶走恼人的小病小灾——小儿常见病推拿法

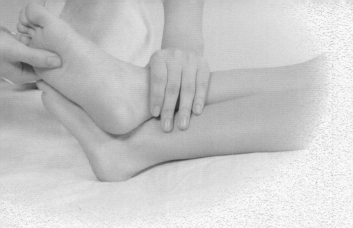

第四章　调节不良生活状态的法宝——小儿日常保健法

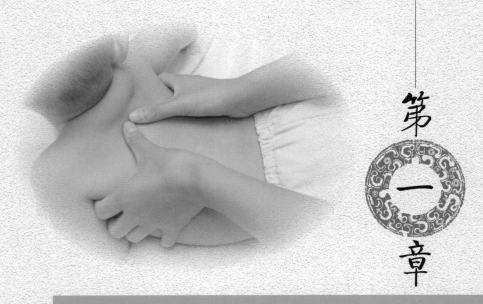

第
一
章

从头到脚判定小儿健康，解密小儿推拿

　　奥地利教育家赛弥·莫尔肖在他的《读懂孩子的身体语言》中说：
"儿童需要被理解，而不仅仅是被照料。理解是爱的第一步。"父母
对小儿的爱是深厚的，是宽广的，更应该是理性的。对父母来说，了
解小儿的身体结构非常必要，这不仅有利于小儿未来的健康，对于小
儿成长过程中的疾病治疗更有很大的帮助……

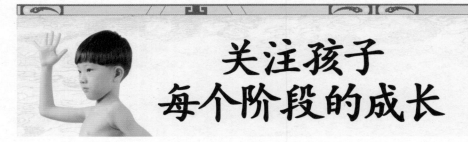

关注孩子每个阶段的成长

小儿一直处于生长发育的过程中，无论在形体、生理还是其他方面，都与成人不同，因此，绝不能简单地将小儿看成是成人的缩影。了解小儿每个年龄阶段的生长发育规律，对防治疾病有着重要的意义。

胎儿期

胎儿期是指从受孕到分娩共 40 周。胎儿完全依靠母体生存，胎儿的各个系统逐步分化形成，妈妈的健康保健对胎儿的生长发育影响巨大。妈妈的身体若是受到物理或药理损伤、感染、营养缺乏、心理创伤、疾病等因素影响，会直接影响胎儿发育，严重者可导致流产、死胎、先天性疾病或生理缺陷等。

新生儿期

从出生到满 28 天期间称为新生儿期。新生儿的内外环境发生了很大变化，开始呼吸和调整血液循环，依靠自己的消化系统和泌尿系统，摄取营养和排泄代谢产物。形体上体重增长迅速，大脑皮质主要处于抑制状态，兴奋度低。新生儿患病死亡率高，如早产、畸形、窒息、胎黄、脐风、呼吸道感染、惊厥等，多与胎内、分娩以及护理不当有关系。

婴儿期

从出生 28 天后到满 1 周岁称为婴儿期。婴儿生长发育非常快，对营养的要求非常高，多以母乳或牛乳喂养，辅助食品可适当增加。此时的婴儿脏腑娇嫩，形气未充，抗病能力较弱。恶心、呕吐、腹泻、营养不良及感染性疾病易发作。

幼儿期

从1周岁到3周岁称为幼儿期。这一时期小儿体格增长较前一段时间缓慢，生理功能日趋完善，乳牙逐渐出齐，语言能力发展迅速，可断奶喂养。饮食不当有可能会引起厌食、呕吐、腹泻以及营养不良等病症，且急性传染病的患病概率增加。

幼童期

从3周岁到7周岁称为幼童期。幼童体格生长减缓，而神经系统发育迅速，语言能力进一步提高、理解和模仿能力增强。此时的幼童活泼好动，但又对未知的危险没有防范能力，常会导致中毒、溺水、摔伤等意外事故。同时，幼童自身的抗病能力有所提高，脏腑疾病的患病率有所下降。

儿童期

孩子一般从6~7周岁进入儿童期。儿童体重增长加快，开始更换乳牙。除生殖系统外，其他身体器官发育接近成人水平，身体营养需求旺盛。对疾病的抵抗能力进一步增强。学龄儿童的近视发病率大大增加，同时龋齿、肾病综合征、哮喘、过敏性紫癜、风湿等疾病的发病率提高。

青春期

女孩一般从11~12周岁进入青春期，男孩则是从12~14周岁进入青春期。青春期的孩子生殖系统发育迅速，体格增长快，身高明显增长，第二性征显现，心理和生理变化明显。生长旺盛带来烦恼的痤疮、第二性征发育异常等疾病。青春期的少年表现出强烈的自立要求和好胜心，同时也表现出对异性的特殊兴趣。但常表现得很幼稚，行动上有时带有很大的盲目性。成人应特别关心和注意引导他们。要尊重他们的意见，但要予以正确的指导、监督，既要鼓励他们的独创性和自觉性，又要恰当地克服他们的盲目性、冲动性和依赖性。

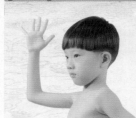

儿童独特的生理、病理特点

　　小儿有其独特的生理、病理特点，了解这些特点，对于掌握指导儿童保健，防病治病，有着重要的意义。

生理特点

◆脏腑娇嫩，形气未充

　　释义：五脏六腑稚嫩柔弱而不成熟，四肢百骸、肌肉筋骨、精血津液等形体结构以及肺气、脾气等机体的各种生理功能活动相对不足，以肺、脾、肾最为突出。特点：稚阴稚阳，即机体柔嫩，经脉未盛，气血未充，神气怯懦，脾胃薄弱，肾气未满，精气未足，筋骨未坚，阴长而阳充，互相生长。

◆生机勃勃，发育迅速

　　释义：小儿在发育过程中，无论是体格、智力，还是脏腑功能，均不断趋向完善与成熟方面发展，年龄越小，生长发育的速度也越快，如旭日初升，草木方萌，蒸蒸日上，欣欣向荣。特点：纯阳，即正常小儿是有阳无阴或阳亢阴亏的盛阳之体，生机旺盛，蓬勃发展，对水谷精微的需求更为迫切。

病理特点

◆发病容易，传变迅速

　　释义：由于小儿脏腑娇嫩，患病时邪气嚣张而壮热，且因小儿神气怯弱，故邪易深入，且小儿得病之后，有变化迅速的特点，其寒热虚实，容易相互转化或同时出现。特点：易虚易实，易寒易热，即小儿一旦患病，邪气易实而正气易虚，同时由于"稚阴未长"，故易呈阴伤阳亢，表现热的证候，而由于"稚阳未充"，机体脆弱，尚有容易呈阳虚衰脱的一面，而表现出阴寒的证候。

◆脏气清灵，易趋健康

　　释义：由于小儿生机勃勃、活力充沛，所以小儿患病虽有传变迅速、病情易转恶化的一面，但由于脏气清灵、病因单纯等特点，因而在患病之后，如能恰当及时治疗和护理，病情易好转。特点：随拨随应，即身体较为容易恢复健康。

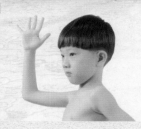

望闻问切
诊察小儿疾病

　　望、闻、问、切四诊，是中医诊察疾病的主要方法，儿科疾病的诊断也是根据四诊参合的病史资料进行辨证，诊断为某一性质的证候的过程。同时，由于小儿自身的生理和病理特点，小儿的四诊的运用又与大人的不同。

望

◆ 望颜面

　　颜部面色是脏腑气血盛衰的外部表现，小儿面色以红润而有光泽为正常，枯槁无华为不良。中医望诊的主要色泽以五色主病，即赤、青、黄、白、黑。

赤色
病因：多主热证，气血得热则行，热盛则血脉充盈而红。
病症：外感风热者面红耳赤，咽痛。阴虚内热者午后颧红。

青色
病因：多为寒证、痛证、瘀血和惊厥。
病症：里寒腹痛者面色青白，愁眉苦脸。惊厥或癫痫者面青而晦暗，神昏抽搐。

黄色
病因：多属体虚或脾胃湿滞。
病症：脾胃失调者面黄肌瘦，腹部膨胀。肠寄生虫病者面黄无华，伴有白斑。

白色
病因：多为寒证、虚证，为气血不荣之候。
病症：肾病者面白且有浮肿为阳虚水泛。血虚者面白无华，唇色淡白。

黑色
病因：多为肾阳虚衰，水饮不化，气化不行，阴寒内盛，血失温养，气血不盛。
病症：水饮证者眼眶周围色黑。

◆察指纹

指纹是指小儿食指虎口内侧的桡侧面所显露的一条纹络，按指节可分为风关、气关、命关三部分。在光线充足的地方，一手捏住小儿食指，用另一手拇指桡侧，从小儿食指段命关到风关，用力且适中地推几下，指纹即显露。

正常：淡红略兼青，不浮不沉，隐现于风关之上。

病症：浮沉分表里，红紫辨寒热，三关测轻重。

◆望五官

中医认为，人体内五脏与外在的五官有着密切的关系，脏腑的病变往往反映在五官的变化上。因此，察看五官，可以找到脏腑病变的痕迹。

眼睛——目为肝之窍

观察部位：眼神、眼睑、眼球、瞳孔、巩膜、结膜。

正常：目光有神，光亮灵活，肝肾气血充盈。

惊厥：两目呆滞或直视上翻。

病危：瞳孔缩小或不等或散大或无反应。

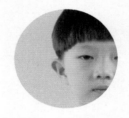

舌头——舌为心之苗

观察部位：舌体、舌质、舌苔。

正常：舌体淡红润泽，活动自如，舌苔薄白而干湿适中。

气血虚亏：舌质淡白。

气滞血瘀：舌质发紫。

邪入营血：舌质红绛。

嘴脾——开窍于口

观察部位：口唇、牙齿、齿龈、口腔黏膜、咽喉。

正常：唇色淡红润泽，齿龈坚固，口中黏膜平滑。

血瘀：唇色青紫。

胃火上冲：齿龈红肿。

鹅口疮：满口白屑。

麻疹早期：两颊黏膜有白色小点，周围有红晕。

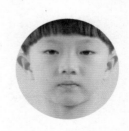

鼻子——肺开窍于鼻

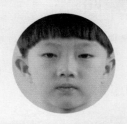

观察部位：有无分泌物以及分泌物的性状以及鼻子的外观。

正常：鼻孔呼吸正常，无鼻涕外流，鼻孔湿润。

感冒：鼻塞流清涕，为外感风寒引起的感冒，鼻流黄浊涕，为外感风热引起的感冒。

肺热：鼻孔干燥。

耳朵——耳为肾之窍

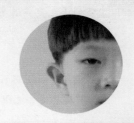

观察部位：耳朵的外形、耳内有无分泌物。

正常耳朵：耳郭丰厚，颜色红润，即为先天肾气充足。

腮腺炎：以耳垂为中心的周缘弥漫肿胀。

中耳炎：耳内疼痛流脓，多为肝胆火盛。

◆察二便

小儿大小便的变化对疾病诊断有一定意义，尤其是腹泻的患儿，来看病时，家长要带一份新鲜的大便给医生看看，便于做化验检查。若发现尿有不正常时，就需要带一瓶清早的第一次尿，便于化验检查。

大便

正常：颜色黄而干湿适中，新生儿以及较小婴儿的大便较稀薄。

内伤乳食：大便稀薄。

内有湿热：大便燥结。

细菌性痢疾：大便赤白黏冻，为湿热积滞。

小便

正常：尿色多清白或微黄。

疳证：小便混浊如米泔水，为饮食失调，脾胃虚寒，消化不佳。

黄疸：小便色深黄多为湿热内蕴。

闻

◆ 听声音

包括闻听小儿的啼哭、咳嗽、声息、呼吸等声音的变化，以及利用听诊器倾听小儿的呼吸和心音。

啼哭声

正常的小儿哭声洪亮而长，并有泪意。

语言声

小儿语言正常的声息应清晰响亮。

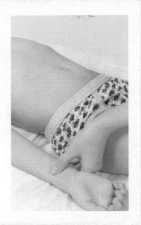

呼吸声

正常的小儿呼吸均匀，节奏适中，无杂音，无阻碍。

心音

3 岁以下正常小儿的心率为每分钟 100 ～ 120 次以上。

咳嗽声

正常的咳嗽声声音畅利，痰易咳出。

◆ 嗅气味

嗅气味包括通过嗅觉辨析口气、呕吐物和大小便的气味等。

口

正常为无异味。

呕吐物

呕吐酸腐夹杂不消化的食物多为食积。
二便：大便酸臭而稀多为伤食。

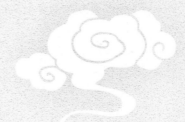

问

由于婴幼儿或者儿童对自我的感受表达不是很清晰，同时对于自己的身体状况了解不全面，因此家长需要观察小儿的发病情况，以及小儿的饮食、生活起居等情况。

知寒热
小儿的寒热应由父母对小儿触摸的感觉得知，如手足心热、头额热、授乳时口热等。

察二便
父母主要从小儿大便的次数、形状、颜色、质量以及多少来判断小儿的身体状况。

观饮食
小儿的饮食情况可以反映其脾胃的盛衰，主要包括吃饭和喝水的情况，同时还有口唇的干湿状况。

看睡眠
正常小儿的睡眠以安静为佳，年龄越小，睡眠时间越长。睡时盗汗、磨牙、惊厥、嗜睡都是身体不正常的反应。

切

切诊主要是父母通过在小儿身体的某些部位按或触，以了解小儿的疾病状况，主要包括脉诊和按诊两个方面。

脉诊
一般 3 岁以下的小儿以看指纹代替脉诊，3 周岁以后才采用脉诊。
小儿一般采用"一指定三关"的切脉方法，即用一个拇指或食指面切按寸、关、尺。正常小儿脉象平和，与成人相比软而速。

按诊
按诊主要是用手指触摸或者按压患儿的某些部位，以了解疾病的部位、性质和病情轻重，包括触摸、按压、或叩打检查皮肤、淋巴、头颈部、腹部、四肢以及其他部位。

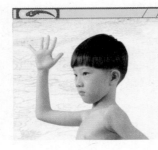

小儿的经络 与大人不同

望、闻、问、切四诊，是中医诊察疾病的主要方法。儿科疾病的诊断也是根据四诊参合着病史资料进行辨证，诊断为某一性质的证候的过程。同时，由于小儿自身的生理和病理特点，小儿的四诊的运用又与大人的不同。

解密小儿的经络特点

与成年人穴位疗法不同，由于小儿容易哭闹、反抗，而且在带病状况下更容易情绪不稳定，若强行脱衣刺激经络容易加重小儿的病情。因此古人在长期的医学实践中，探索和总结出小儿穴位刺激以头部和四肢为主的特定方法。

小儿穴位疗法的特定穴位，大都分布在"肌肉纹理、节结、缝会宛陷"部位，有着各种各样的形态，如孔穴点状：小天心、一窝风、二扇门、精宁穴等。从点到点的线状：三关、天河水、六腑、坎宫等。人体的某一部位呈面状：腹部、胁肋、五经等。

小儿穴位疗法的命名特点有三类，一是根据经络脏腑的名称命名，如心经、脾经、大肠经、肾经等。二是根据解剖部位命名，如四横纹、掌小横纹、天柱骨等。三是根据人体部位命名，如五指节、脐、腹、脊等。了解这些穴位命名的依据，有助于家长掌握这些特定穴位。

施行小儿穴位疗法，每次穴位的刺激需要操作的时间和次数，一般要根据小儿的具体情况如年龄、体质、病情等，因人而异，因病而异，酌情增减。

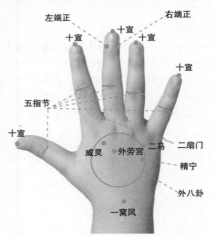

小儿取穴的基本技巧

父母在进行小儿推拿的时候，找穴位是最重要的，就是找对地方。在这里，我们介绍一些任何人都能够使用的最简单的寻找穴道的诀窍。

◆ 手指度量法

利用手指作为穴的尺度，中医称为"同身寸"。"同身寸"与日常生活中所用的长度单位"寸"不是同一概念，千万不能与之混淆。骨节长短不一，虽然两人同时各测得1寸长度，但是实际长度也会不一样。1寸：拇指横宽。1.5寸：食指和中指二指指幅横宽。3寸：食指、中指、无名指和小指四指指幅横宽。

◆ 身体度量法

利用身体及线条的部位作为简单的参考度量，如眉间到前发际正中3直寸为印堂穴。

◆ 标志参照法

固定标志：常见判别穴位的标志有眉毛、乳头、指甲、趾甲、脚踝等。如：神阙位于腹部脐中央。膻中位于两乳头中间。

动作标志：需要做出相应的动作姿势才能显现的标志，如张口取耳屏前凹陷处即为听宫穴。

◆ 感知找穴法

身体感到异常，用手指压一压，捏一捏，摸一摸，如果有痛感、硬结、痒等感觉，或和周围皮肤有温度差如发凉发烫，或皮肤出现黑痣、斑点，那么这个地方就是所要找的穴位。感觉疼痛的部位，或者按压时有酸、麻、胀、痛等感觉的部位，可以作为阿是穴治疗。阿是穴一般在病变部位附近，也可在距离病变部位较远的地方。

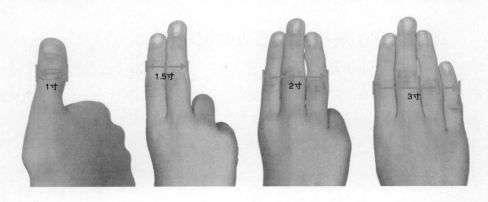

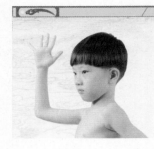

推拿对儿童的好处

推拿就是通过刺激体表或体表的穴位，通过经络的作用，进而达到疏通气血、平衡阴阳、以外达内，起到调整机体、增强体质、防病养生的目的。

生机勃勃，发育迅速

推拿是物理治疗方法，入门简单，无须理解艰深的知识，不必使用专业的医疗器材，父母只要找到正确的穴位及反射区，用手部的按压动作，抓住要诀与手法给小儿推拿，习惯与熟练之后很快就能掌握。每个父母都可以成为推拿师，在家中，小儿玩耍或者睡觉时，都可以给他们推拿。

父母是小儿最好的医生

推拿穴道及反射区可促进身体气血的运行，有利于排毒，还可改善皮肤吸收营养的能力和肌肉张力，使身体不紧绷，筋骨不易受伤，有助于身体放松。而人的手与手指都具备了可舒缓疲倦和疼痛的能力，特别是手指，它是人类感觉器官中最发达的部位，父母是小儿最好的医生，用手指给小儿推拿是最合适不过的。

通过推拿了解小儿的健康状况

父母通过按压来刺激孩子的穴位及反射区，轻则出现酸、麻、胀的感觉，重则会出现发软、疼痛的感觉，这是通过按摩作用于相对应的经络、血管和神经所发生的综合反应，因此形成了一般人"痛则不通、通则不痛"的治疗印象。此外，穴位及反射区表皮的冷热粗细、硬块肿痛和色泽等，都可成为父母了解孩子内脏健康的参考。

小儿全身都有特效穴

人体的穴位遍布全身，从头顶到脚尖都有治疗疾病的特效穴位，例如：父母按压中府穴对于长期郁闷不乐、心情烦躁、时时感到胸闷气短的小儿，有立竿见影的效果。久坐教室的学生们，常有肩膀酸痛、颈项僵硬的问题，特效穴不但可以针对单一疾病做治疗，还可调理全身生理机能，强身健体。

节省高昂的治疗费用

当下昂贵的医疗费用已超出了普通人群常见病和多发病的治疗需要，其实，如果父母掌握一些基本的推拿常识和刮痧知识，小儿日常生活中的一些小病就能够通过推拿来解决，这样可以最大限度地避免在医疗上"过度消费"，用最少的投入获得最大的健康收益。

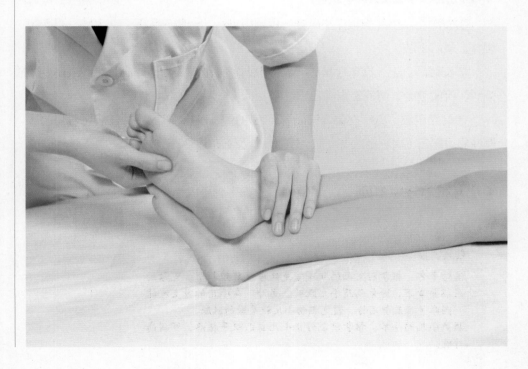

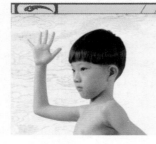

儿童推拿基本常识

小儿推拿属于外治疗法，简单、舒适、有效、相对安全无毒副作用，因此应用广泛，疗效显著，易于接受。但是，父母给小儿推拿之前也需要掌握一些推拿的注意事项和推拿手法，以免盲目推拿，给小儿造成伤害。

推拿须知

◆小儿推拿手法的基本要求

①按顺序。小儿推拿疗法应按一定顺序进行，一般先头部，次上肢，再胸腹、腰背，最后下肢。

②按时间。小儿推拿疗法的时间应根据各种因素决定，如小儿年龄大小、体质强弱、疾病急缓、病情轻重等。

③治疗次数。治疗次数因病而异，通常每日1次，高热等急性病可每日两次，慢性病可隔日1次。每次10～15分钟，一般不超过20分钟。

◆小儿推拿注意事项

推拿前

清洁手部：推拿前父母的双手宜先洗净，剪短指甲，父母的戒指要拿下，避免伤及小儿肌肤。另外，在小儿的身上涂抹一些痱子粉或滑石粉，避免损伤小儿较柔嫩的肌肤。

搓热小儿的手掌：推拿前最好让小儿自己双手搓热，可提高疗效。

推拿中

姿势适当：让小儿尽量采取最舒适的姿势，可减少因不良的姿势所引起的酸麻反应。

力道平稳：力道不应忽快忽慢，宜平稳、缓慢进行。

推拿后

记得喝水：推拿完后可让小儿喝500毫升的温开水，可促进新陈代谢，有排毒的疗效。

避免浸泡冷水：父母不可立刻用冷水给小儿洗手洗脚，一定要用温水将手脚洗净，且双脚要注意保暖。

◆适应证和禁忌证

适应证

①呼吸系统如小儿感冒、咳嗽、支气管哮喘等。
②消化系统如婴幼儿腹泻、小儿腹痛、小儿呕吐、小儿疳积等。
③泌尿系统如小儿遗尿、膀胱湿热等。
④其他系统如惊厥、夜啼、小儿麻痹症等。

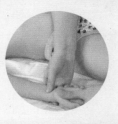

禁忌证

①急性传染病如水痘、肝炎、肺结核、猩红热等。
②各种恶性肿瘤的局部，极度虚弱的危重病及严重的心脏、肝脏、肾脏病等。
③各种皮肤病患处及皮肤破损处如烧伤、烫伤等。
④出血性疾病。
⑤骨与关节结核、化脓性关节炎、骨折早期和截瘫初期等。
⑥诊断不明、不知其治疗原则的疾病。

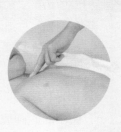

✿ 推拿手法

◆推法

直推法：用拇指、食指或中指任一手指指腹在皮肤上做直线推动。

旋推法：用拇指指腹在皮肤上做顺逆时针推动。

分推法：用双手拇指指腹按在穴位上，向穴位两侧方向推动。

手法要领：力度由轻至重，速度由慢至快。对初次接受治疗者需观察反应，随时询问其感觉以便调节力度和速度。

◆揉法

用指端或大鱼际或掌根或手肘，在穴位或某一部位上做顺逆时针方向旋转揉动。

手法要领：手指和手掌应紧贴皮肤，手与皮肤之间不能移动，而皮下的组织被揉动，幅度可逐渐扩大。

◆按法

用手指或手掌在身体某处或穴位上用力向下按压。

手法要领：按压的力量要由轻至重。

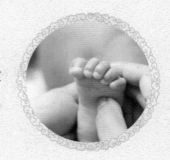

◆掐法

用拇指、中指或食指在身体某个部位或穴位上，做深入并持续的掐压。

手法要领：力度须由小到大，使其作用为由浅到深。

◆捏法

用拇指和食、中两指相对，挟提皮肤，双手交替捻动，向前推进。

手法要领：力度可轻可重，速度可快可慢。可单手操作，也可双手操作。

◆运法

以拇指或食指的螺纹面着力，附着在施术部位或穴位上，做由此穴向彼穴的弧形运动，或在穴位的周围做周而复始的环形运动。

手法要领：宜轻不宜重，宜缓不宜急，要在体表旋转摩擦推动，不带动深层肌肉组织。

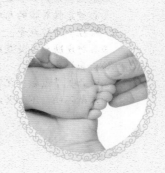

◆拿法

用拇指与食、中指或其他手指相对做对应钳形用力，捏住某一部位或穴位，做一收一放或持续的揉捏动作。

手法要领：腕放松灵活，要由轻到重，再由重到轻。力量集中于指腹和手指的整个掌面着力。

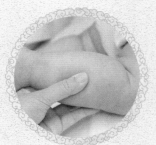

◆搓法

用双手在肢体上相对用力进行搓动的一种手法。

手法要领：频率一般每分钟30～50次，搓动速度开始时由慢而快，结束时由快而慢。

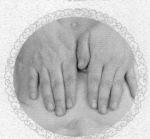

◆擦法

用手指或手掌或大、小鱼际在皮肤上进行直线来回摩擦的一种手法。

手法要领：在操作时多用介质润滑，防止皮肤受损。以皮肤发红为度，切忌用力过度。

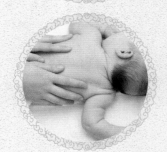

◆摇法

以关节为轴心，做肢体顺势轻巧的缓慢回旋运动。

手法要领：摇动的动作要缓和稳妥，速度要慢，幅度应由小到大，并要根据病情，适可而止。

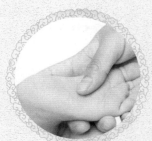

◆摩法

用手指或手掌在身体某一部位或穴位上，做皮肤表面顺、逆时针方向的回旋摩动。

手法要领：指或掌不要紧压皮肤，在皮肤表面做回旋性的摩动，作用力温和而浅，仅达皮肤与皮下。

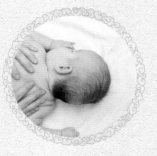

推拿介质

小孩的肌肤较为柔嫩，父母进行推拿时需要在手上或小孩身上涂抹上适量油、粉末、水，用以润滑皮肤，增强疗效，这些液体或粉末称为推拿介质。常用的推拿介质有以下几种：

滑石粉

即医用滑石粉，具有润滑作用，可保护小儿皮肤。各种病症都可常年适用，是临床上最常用的一种介质。

凉水

即食用清洁凉水，具有润滑皮肤、清热的作用，一般用于外感发热。

麻油

具有润滑皮肤的作用，常用于治疗疹气。

葱水、姜水

具有润滑皮肤、辛温发散的作用，有助于驱散外邪，常用于虚寒性腹泻。

爽身粉

即市售爽身粉，具有润肤、吸水的作用，质量好的爽身粉可以替代滑石粉。

鸡蛋清

具有润滑皮肤、清热润肺、消食化积的作用。

薄荷水

具有润滑皮肤、清热解表的作用。多用于夏季外感风热。

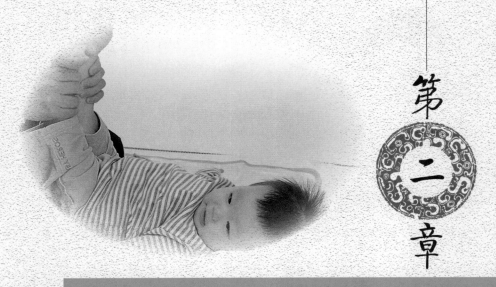

第二章

图解 204 个小儿常用穴，教父母成为点穴高手

　　人体是以五脏（心、肝、脾、肺、肾的总称）为中心，通过经络联络全身的有机整体。按摩穴位可以改善孩子的身体经络，祛除体内污浊之气，让经络畅通，气血旺盛，这样孩子就吃得下、睡得着、拉得净，才能长得快，身体好。了解小儿各个部位的穴位位置和操作方法，经常按摩，有助于提高孩子的免疫力。

天门穴

—— 解表发汗止头痛

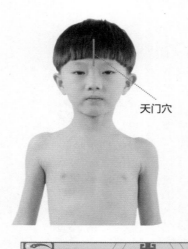

天门穴

● **组合疗法**

天门配坎宫、太阳、耳后高骨 } 头痛、发热、感冒

天门配坎宫、肝经、小天心、天河水 } 目赤肿痛

● **穴位定位** 位于两眉中间至前发际，成一直线。

● **功效说明** 具有解表发汗、明目止痛、开窍醒神的作用。

● **主治疾病** 小儿头痛、小儿惊厥、小儿发热、感冒、精神萎靡、惊烦不安等病症。

● **推拿方法** 用拇指从眉心推至小儿前发际，力度由轻至重，以额头皮肤微微发红为度，常规推拿 200～300 次。长期推拿可以开窍醒神，对小儿头痛、惊厥有很好的作用。

坎宫穴

—— 疏风解表止头痛

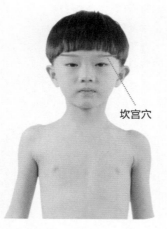

坎宫穴

● **组合疗法**

坎宫配天门 } 头痛、发热、感冒

坎宫配肝经、百会 } 小儿惊厥

● **穴位定位** 位于眉心至两眉梢，成一横线。

● **功效说明** 具有疏风解表、清热止痛、醒脑明目的作用。

● **主治疾病** 小儿发热、小儿头痛、惊厥、目赤肿痛、弱视、斜视等病症。

● **推拿方法** 用两手拇指自眉心向眉梢分向推动，力度由轻至重，以眉心微微发红为度，常规推拿200～300次。长期推拿可以疏风解表，缓解小儿发热、头痛等疾病。

天心穴

—— 疏风解表安神志

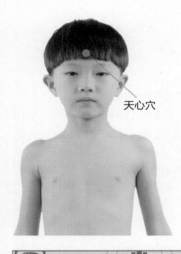

天心穴

● **组合疗法**

天心配坎宫、天门 } 小儿头痛、发热

天心配天庭、印堂 } 小儿鼻塞、流涕

● **穴位定位** 位于额头正中，头发的下方部位。

● **功效说明** 具有疏风解表、镇惊安神的作用。

● **主治疾病** 小儿头痛、头昏、眩晕、失眠、鼻窦炎、鼻塞、小儿发热、流涕等疾病。

● **推拿方法** 用拇指指腹按住天心，以顺时针的方向按揉2分钟，再以逆时针的方向揉按2分钟，由轻至重，每日2次。长期推拿可以疏风解表，治疗小儿头痛、鼻塞等病症。

天庭穴

—— 宁神醒脑平咳喘

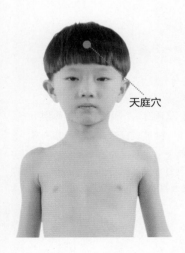

天庭穴

● **组合疗法**

天庭配山根、印堂 } 鼻塞不通

天庭配承浆 } 口眼㖞斜

● **穴位定位** 位于头部，当前发际正中直上0.5寸左右。

● **功效说明** 具有宁神醒脑、降逆平喘的作用。

● **主治疾病** 小儿呃逆、咳喘、急性鼻炎、泪腺炎、小儿鼻塞、流清涕、口眼㖞斜等疾病。

● **推拿方法** 用拇指以较强的力度点按天庭穴10次，然后先顺时针，再逆时针，各揉20圈左右。按揉时间2～3分钟，至有酸胀感为宜，每天1～2次。长期推拿可以宁神醒脑，改善小儿呃逆、咳喘、急性鼻炎、泪腺炎症状。

印堂穴

—— 清头明目息肝风

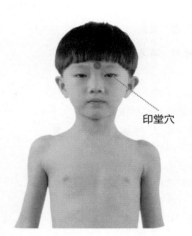

印堂穴

● **组合疗法**

印堂配天门、坎宫、太阳 } 小儿感冒、头痛

印堂配人中、十宣 } 惊厥

● **穴位定位** 位于额部，当两眉头中间。
● **功效说明** 具有清头明目、通鼻开窍的作用。
● **主治疾病** 小儿惊厥、感冒、头痛、鼻塞、流涕、鼻炎、昏厥、抽搐等疾病。
● **推拿方法** 用食指、中指的指腹点揉印堂穴 12 次，再用拇指指甲逐渐用力掐按印堂穴 5 次。长期推拿可以清头明目，治疗小儿惊厥、感冒、头痛等疾病。

山根穴

—— 醒目定神开关窍

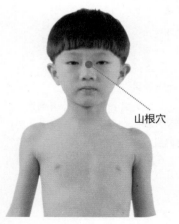

山根穴

● **组合疗法**

山根配天门、坎宫 } 小儿惊厥

山根配承泣、睛明 } 小儿目赤肿痛

● **穴位定位** 位于两眼内眦连线中点与印堂之间的斜坡上。
● **功效说明** 具有醒目定神、疏通经络、开窍醒脑的作用。
● **主治疾病** 小儿惊厥、昏迷、抽搐、目赤肿痛、鼻塞不通。
● **推拿方法** 用拇指按在山根穴上，做深入持续的掐压。操作时须由小到大用力，使其作用为由浅到深，常规掐揉 30 次。每天推拿可缓解小儿惊厥、昏迷、抽搐。

准头穴

—— 疏风解表治鼻炎

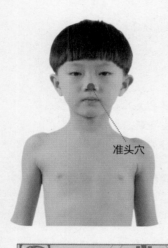

准头穴

● **组合疗法**

准头配印堂、天庭、天心 　　　}　鼻炎

准头配风池、太阳 　　　}　小儿感冒、发热

● **穴位定位**　位于鼻尖端。
● **功效说明**　具有疏风解表、清热消炎的作用。
● **主治疾病**　小儿发热、头痛、鼻炎、夜啼、慢惊厥。
● **推拿方法**　用一手拇指指甲掐按准头穴，掐按 3～5 次。然后以中指指腹点按在准头穴上，以顺时针的方向揉按 50～100 次。每天操作 2～3 次，可缓解小儿发热、头痛、鼻炎、夜啼、慢惊厥。

延年穴

—— 疏风解表开关窍

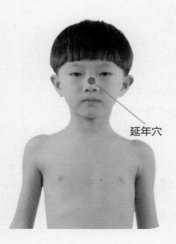

延年穴

● **组合疗法**

延年配太阳、阳白 　　}　小儿感冒、鼻塞

● **穴位定位**　位于两眼内眦连线中点之下二分的鼻梁上。
● **功效说明**　具有疏风解表开关窍的作用。
● **主治疾病**　小儿感冒、鼻干、鼻塞、慢惊厥。
● **推拿方法**　用一手拇指指甲掐按延年穴，掐按 3～5 次。再以两手拇指指腹自延年穴向两鼻翼分推 200～300 次。每天推拿可缓解鼻干、感冒、鼻塞、慢惊厥。

人中穴

—— 惊厥中暑急救穴

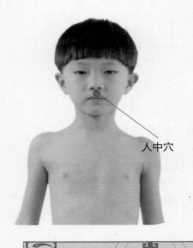

人中穴

● **组合疗法**

人中配十宣、老龙 } 人事不省、惊厥、抽搐

人中配上星、风府 } 流涕

● **穴位定位** 位于面部，当人中沟的上 1/3 与中 1/3 交点处。

● **功效说明** 具有醒神开窍、解痉通脉的作用。

● **主治疾病** 小儿惊厥、昏迷、中暑、窒息、抽搐、口眼㖞斜。

● **推拿方法** 用一手拇指指尖掐按人中穴，以每分钟掐压 20 ~ 40 次，每次连续 0.5 ~ 1 秒为佳，可有效治疗小儿昏迷、窒息、昏厥。

承浆穴

—— 生津敛液治流涎

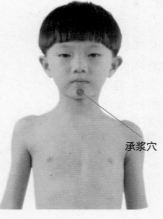

承浆穴

● **组合疗法**

承浆配风府 } 头项强痛、牙痛

承浆配合谷 } 三叉神经痛

● **穴位定位** 位于面部，当颏唇沟的正中凹陷处。

● **功效说明** 具有生津敛液、舒经活络的作用。

● **主治疾病** 小儿口眼㖞斜、牙痛、龈肿、流涎、口舌生疮、小便不禁等疾病。

● **推拿方法** 用拇指指甲在承浆穴上用力向下按压。按压的力量要由轻至重，使患部有一定压迫感后，持续一段时间，再慢慢放松，如此重复 30 次。长期坚持，可缓解小儿口眼㖞斜、牙痛、龈肿等疾病。

睛明穴

—— 清肝明目治眼疾

● 组合疗法

睛明配合谷、风池 } 结膜炎、目痒

睛明配肝俞 } 夜盲、色盲、近视、散光

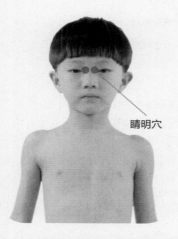

睛明穴

- **● 穴位定位** 位于面部，目内眦角稍上方凹陷处。
- **● 功效说明** 具有降温除浊、明目安神的作用。
- **● 主治疾病** 主治小儿目赤肿痛、睑腺炎、迎风流泪、青盲、夜盲、色盲、近视、慢性结膜炎、泪囊炎、角膜炎。
- **● 推拿方法** 用拇指、食指分别按在鼻梁两侧的睛明穴上，用力提拿睛明，有节奏地一松一放 20 次，每天坚持推拿，可有效缓解小儿目赤肿痛、迎风流泪、夜盲、近视等眼部疾病。

承泣穴

—— 明目定神防近视

● 组合疗法

承泣配风池、睛明 } 目赤肿痛

承泣配足三里、合谷、天门、风池 } 眼胞睑外翻及口眼㖞斜

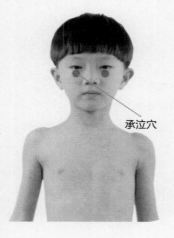

承泣穴

- **● 穴位定位** 位于面部，瞳孔直下，当眼球与眼眶下缘之间。
- **● 功效说明** 具有明目定神、舒经活络的作用。
- **● 主治疾病** 小儿近视、目赤肿痛、流泪、夜盲、眼睑眴动、口眼㖞斜。
- **● 推拿方法** 用拇指指腹稍用力点按在承泣穴上，以顺时针的方向揉按 2 分钟后，再以逆时针的方向揉按 2 分钟，力度适中。长期坚持，可有效缓解小儿近视、目赤肿痛、夜盲、流泪。

四白穴

—— 祛风明目通经络

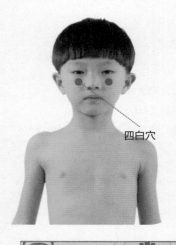

四白穴

● **组合疗法**

四白配丰隆、太白、太冲 } 眼睑眴动、青光眼

四白配颊车、攒竹、太阳 } 口眼㖞斜、角膜炎

● **穴位定位** 位于面部，瞳孔直下，当眼球与眶下缘之间。

● **功效说明** 具有祛风明目、通经活络的作用。

● **主治疾病** 小儿目赤肿痛、口眼㖞斜、青光眼、夜盲、鼻窦炎、胆道蛔虫症、头痛、眩晕。

● **推拿方法** 用拇指指腹稍用力点按在四白穴上，以顺时针的方向揉按2分钟后，再以逆时针的方向揉按2分钟，力度适中。长期坚持，可缓解小儿目赤肿痛、口眼㖞斜、青光眼、头晕目眩等疾病。

球后穴

—— 清热明目调气血

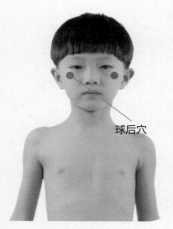

球后穴

● **组合疗法**

球后配睛明 } 视目不明

球后配风池、曲池、合谷、太冲 } 青光眼

● **穴位定位** 位于面部，当眶下缘外1/4与内3/4交界处。

● **功效说明** 具有清热明目、调理气血的作用。

● **主治疾病** 小儿视神经萎缩、视神经炎、视网膜动脉或静脉阻塞、色觉异常、近视、青光眼、内斜视等一切目疾。

● **推拿方法** 用拇指指腹平伏按于球后穴后，以均衡的压力抹向太阳穴，来回方向各抹30次。长期推拿，可缓解小儿视神经萎缩、色觉异常、近视、青光眼等眼部疾病。

鱼腰穴

—— 镇惊安神祛眼疾

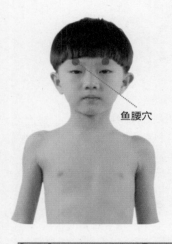

鱼腰穴

● **组合疗法**

| 鱼腰配合谷 | } | 近视 |
| 鱼腰配耳尖 | } | 目生翳膜 |

● **穴位定位** 位于额部，瞳孔直上，眉毛中。

● **功效说明** 具有镇惊安神、疏风通络的作用。

● **主治疾病** 小儿口眼㖞斜、目赤肿痛、眼睑眴动，眼睑下垂、近视、急性结膜炎、眉棱骨痛。

● **推拿方法** 一手拇指按在眉头处，沿着眉毛的弧度推按到太阳穴 50 次，推到鱼腰穴处用力以顺时针的方向揉两下。长期推拿，可缓解小儿口眼㖞斜、目赤肿痛、眼睑眴动、眼睑下垂等眼部疾病。

迎香穴

—— 祛风通窍治鼻炎

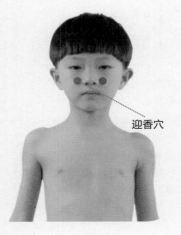

迎香穴

● **组合疗法**

| 迎香配风池、肺经 | } | 感冒、鼻塞、鼻炎 |
| 迎香配印堂、合谷 | } | 急慢性鼻炎 |

● **穴位定位** 位于鼻翼外缘中点旁，当鼻唇沟中。

● **功效说明** 具有祛风通窍治鼻炎的作用。

● **主治疾病** 小儿感冒、鼻出血、口㖞或慢性鼻炎等引起的鼻塞、流涕、呼吸不畅等疾病。

● **推拿方法** 用中指指腹直接垂直按压在迎香穴上，以顺时针的方向揉按 1～3 分钟，再以逆时针的方向揉按 1～3 分钟，力度由轻至重，每天 2 次。每天推拿可有效缓解小儿感冒、鼻炎。

丝竹空穴
——降浊除湿解头痛

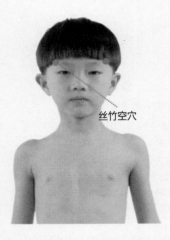

丝竹空穴

● **组合疗法**

丝竹空配耳门	〉牙齿疼痛
丝竹空配瞳子髎、睛明、天门	〉目赤肿痛

● **穴位定位** 位于面部，当眉梢凹陷处。

● **功效说明** 具有降浊除湿、明目止痛的作用。

● **主治疾病** 小儿头痛、目眩、目赤痛、眼睑瞤动、癫痫、视物不明、牙齿疼痛、面神经麻痹、小儿惊厥等疾病。

● **推拿方法** 用拇指指腹垂直按压在丝竹空穴上，以顺时针的方向揉按2分钟，力度逐渐加重。每天坚持推拿，可有效缓解小儿头痛、目眩、目赤痛等疾病。

瞳子髎穴
——降浊祛湿养肝目

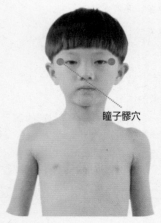

瞳子髎穴

● **组合疗法**

瞳子髎配睛明、丝竹空、天门	〉目痛、目赤
瞳子髎配头维、印堂、太冲	〉头痛

● **穴位定位** 位于面部，目外眦旁，当眶外侧缘处。

● **功效说明** 具有降浊祛湿、养肝明目的作用。

● **主治疾病** 小儿头痛和常见的眼部疾病如目赤、目痛、怕光羞明、迎风流泪、远视不明等疾病。

● **推拿方法** 用一手拇指按住瞳子髎穴，先以顺时针的方向揉按20次，再以逆时针的方向揉按20次，力度由轻至重。长期推拿，可缓解小儿头痛、目赤痛、迎风流泪等病症。

穴位 小儿头面部

阳白穴
—— 清头明目祛风热

● **组合疗法**

阳白配太阳、风池、外关 } 偏头痛

阳白配睛明、太阳 } 目赤肿痛

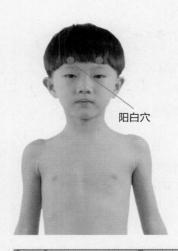

阳白穴

● **穴位定位** 位于前额部，当瞳孔直上，眉上1寸。
● **功效说明** 具有清头明目、祛风泻热的作用。
● **主治疾病** 小儿头痛、感冒、目眩、目痛、视物模糊、眼睑瞤动、眼睑下垂、口眼㖞斜、夜盲等疾病。
● **推拿方法** 用一手拇指按住阳白穴，先以顺时针的方向揉按20次，再以逆时针的方向揉按20次，力度由轻至重。长期推拿，可缓解小儿头痛、感冒等疾病。

穴位 小儿头面部

颊车穴
—— 祛风清热止牙痛

● **组合疗法**

颊车配合谷、阳白、天门 } 口眼㖞斜、颊肿、牙痛

颊车配合谷 } 牙痛、颞颌关节炎

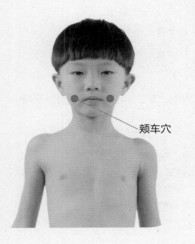

颊车穴

● **穴位定位** 位于面颊部，下颌角前上方约一横指（中指），当咀嚼时咬肌隆起，按之凹陷处。
● **功效说明** 具有祛风清热、消炎止痛的作用。
● **主治疾病** 牙髓炎、冠周炎、腮腺炎、下颌关节炎等病症。
● **推拿方法** 用一手拇指指腹平伏按于颊车穴后，以均衡的压力抹向耳后约20次，然后点按在颊车穴上，以顺时针的方向揉按20次。长期推拿，可缓解牙髓炎、腮腺炎、咬肌痉挛等疾病。

太阳穴

—— 宁神醒脑止头痛

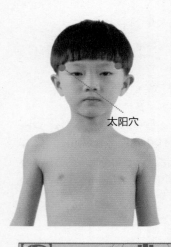

太阳穴

● **组合疗法**

太阳配天门、坎宫、耳后高骨 } 外感表证

推、揉太阳，外加点刺放血 } 目赤痛

● **穴位定位** 位于颞部，当眉梢与目外眦之间，向后约一横指的凹陷处。

● **功效说明** 具有宁神醒脑、祛风止痛的作用。

● **主治疾病** 小儿头痛、眼睛疲劳、牙痛、惊厥、目赤痛等。

● **推拿方法** 用一手拇指指腹紧贴太阳穴，以顺时针的方向揉按 200 ~ 300 次。长期推拿，可缓解小儿头痛、目赤痛等疾病。

耳门穴

—— 缓解耳疾小妙招

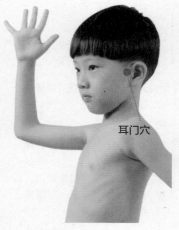

耳门穴

● **组合疗法**

耳门配听宫、听会、翳风 } 耳鸣、耳聋、聤耳

耳门配颊车、合谷 } 牙痛

● **穴位定位** 位于面部，当耳屏上切迹的前方，下颌骨髁突后缘，张口有凹陷处。

● **功效说明** 具有降浊升清、养心安神的作用。

● **主治疾病** 耳鸣、外耳道炎、头晕、牙痛、腮腺炎、惊厥等。

● **推拿方法** 用拇指指腹紧贴耳门穴，以顺时针的方向揉按 200 ~ 300 次，以皮肤微微发红为度。长期推拿，可缓解耳鸣、外耳道炎等疾病。

听宫穴

—— 聪耳开窍治耳鸣

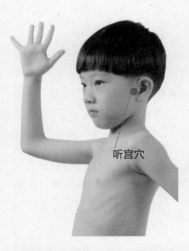

听宫穴

● 组合疗法

听宫配翳风、外关 ⎫ 耳鸣、耳聋

听宫配颊车、合谷 ⎫ 牙龈炎、牙痛

- **● 穴位定位** 位于面部，耳屏前，下颌骨髁状突的后方，张口时呈凹陷处。
- **● 功效说明** 具有聪耳开窍、祛风止痛的作用。
- **● 主治疾病** 耳鸣、中耳炎、外耳道炎、牙痛、头痛等。
- **● 推拿方法** 用拇指指腹在听宫穴上用力向下按压，使患部有一定压迫感后，持续一段时间，再慢慢放松，如此反复 200 ～ 300 次。长期推拿，可缓解耳鸣、耳聋、中耳炎等病症。

听会穴

—— 开窍聪耳听力好

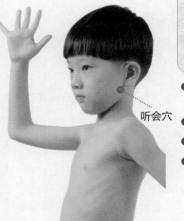

听会穴

● 组合疗法

听会配睛明、丝竹空、天门 ⎫ 目痛、目赤

听会配合谷、太阳 ⎫ 三叉神经痛

- **● 穴位定位** 位于面部，当耳屏间切迹的前方，下颌骨髁突的后缘，张口有凹陷处。
- **● 功效说明** 具有开窍聪耳、通经活络的作用。
- **● 主治疾病** 耳鸣、中耳炎、外耳道炎、牙痛、头痛等。
- **● 推拿方法** 用拇指指腹在听会穴上用力向下按压，使患部有一定压迫感后，持续一段时间，再慢慢放松，如此反复 200 ～ 300 次。长期推拿，可缓解耳鸣、耳聋等病症。

囟门穴
—— 祛风定惊除烦躁

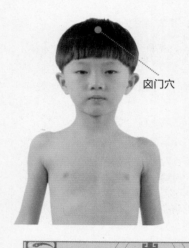

囟门穴

● **组合疗法**

囟门配百会	⎱ 烦躁、头痛
囟会配头维、太阳、合谷	⎱ 头痛目眩

● **穴位定位** 位于头部,当前发际正中直上2寸(百会前3寸)。
● **功效说明** 具有祛风定惊、益智健脑的作用。
● **主治疾病** 小儿头痛、感冒、惊厥、神昏、烦躁、鼻塞等疾病。
● **推拿方法** 用双手固定小儿头部,两个拇指从前发际向上交替推到囟门穴,然后从囟门穴向两旁分推,各50次。随即用食指、中指并拢,用指腹轻轻摩动50～100次。每天推拿,可缓解小儿头痛、感冒、烦躁、鼻塞。

百会穴
—— 烦躁失眠点百会

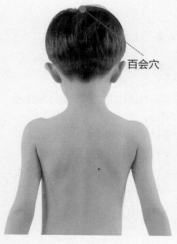

百会穴

● **组合疗法**

百会配肝经、心经、小天心	⎱ 惊厥、烦躁
百会配脾经、肾经、三关、神阙	⎱ 遗尿、脱肛

● **穴位定位** 位于头部,当前发际正中直上5寸,或两耳尖连线的中点处。
● **功效说明** 具有升阳举陷、益气固脱的作用。
● **主治疾病** 小儿头痛、目眩、失眠、焦躁、惊厥、脱肛。
● **推拿方法** 用手掌按在头顶中央的百会穴,以顺时针方向揉按50圈,再以逆时针的方向揉按50圈,每日2～3次,可缓解小儿头痛、头重脚轻、目眩、失眠等疾病。

风府穴

—— 感冒头痛特效药

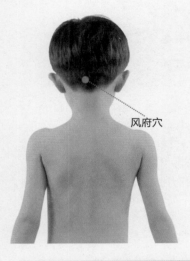

风府穴

- **组合疗法**

风府配昆仑	} 癫痛、多言
风府配二间、迎香	} 鼻出血

- **穴位定位** 位于项部，当后发际正中直上 1 寸，枕外隆凸直下，两侧斜方肌之间凹陷中。
- **功效说明** 具有散热祛湿、通关开窍的作用。
- **主治疾病** 小儿头痛、鼻塞、发热、流涕、头晕、咽喉肿痛。
- **推拿方法** 用拇指指腹按在风府穴上，以顺时针的方向揉按30 圈，再以逆时针的方向揉按 30 圈，力度逐渐加重，每日 2 ～ 3 次，可有效缓解小儿头痛、鼻塞等疾病。

四神聪穴

—— 益智补脑止头痛

四神聪穴

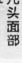

- **组合疗法**

四神聪配百会	} 烦躁、头痛
四神聪配神门、三阴交	} 失眠

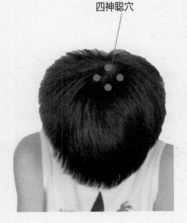

- **穴位定位** 位于头顶部，当百会前后左右各 1 寸，共四穴。
- **功效说明** 具有益智补脑、安神止痛的作用。
- **主治疾病** 小儿注意缺陷障碍、血管性痴呆、大脑发育不全、头痛、眩晕、失眠、夜啼、惊厥、烦躁不安等症状。
- **推拿方法** 用拇指依次沿着四个四神聪穴揉按一圈，边揉按边绕圈，揉按 200 ～ 300 圈，力度由轻至重，按到四神聪穴时重按。长期坚持，可改善注意缺陷障碍、头痛、眩晕、失眠。

风池穴
—— 发汗解表治感冒

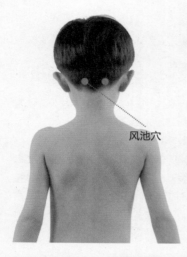

风池穴

● **组合疗法**

| 风池配大椎 | } 颈项强痛 |
| 风池配睛明、太阳 | } 目赤肿痛 |

● **穴位定位** 位于项部，当枕骨之下，与风府相平，胸锁乳突肌与斜方肌上端之间的凹陷处。

● **功效说明** 具有发汗解表、祛风散寒的作用。

● **主治疾病** 小儿感冒、头痛、发热无汗、落枕、颈项强痛。

● **推拿方法** 用拇指、食指用力提拿风池穴，有节奏地一松一放 20 次，然后将食指按在风池穴上以顺时针的方向揉按 30 次。每天推拿，可改善落枕、背痛、发热无汗等疾病。

翳风穴
—— 聪耳通窍治耳疾

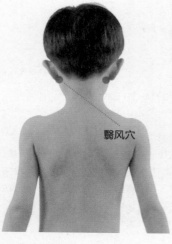

翳风穴

● **组合疗法**

| 翳风配听宫、听会 | } 耳鸣、耳聋 |
| 翳风配颊车、阳白、承泣 | } 面神经麻痹 |

● **穴位定位** 位于耳垂后方，当乳突与下颌角之间的凹陷处。

● **功效说明** 具有聪耳通窍、舒经活络的作用。

● **主治疾病** 耳鸣、耳聋、口眼㖞斜、牙关紧闭、牙痛、颊肿等疾病。

● **推拿方法** 用拇指指腹在翳风穴上用力向下按压，使患部有一定压迫感后，持续一段时间，再慢慢放松，如此反复 200～300 次。长期推拿可改善耳聋、耳鸣。

桥弓穴
——疏通经络治项强

● **组合疗法**

桥弓配风池、翳风 } 项强

桥弓配肩外俞 } 肩背疼痛

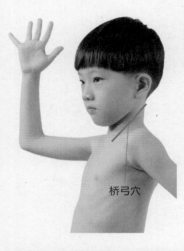

桥弓穴

● **穴位定位** 位于颈部两侧，沿胸锁乳突肌成一条直线。
● **功效说明** 具有疏通经络治项强的作用。
● **主治疾病** 项强、婴幼儿肌性斜颈症等疾病。
● **推拿方法** 将食指、中指合并，用两指指腹从乳突向胸骨柄上端推运50～100次，每天2～3次。长期推拿，可缓解项强、婴幼儿肌性斜颈症等病症。

天柱穴
——降逆止呕散风寒

● **组合疗法**

天柱配风池 } 发热、项强

天柱配板门、中脘 } 呕吐

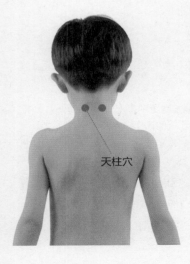

天柱穴

● **穴位定位** 位于项部，大筋（斜方肌）外缘之后发际凹陷中，约当后发际正中旁开1.3寸。
● **功效说明** 具有祛风散寒、降逆止呕的作用。
● **主治疾病** 项强、发热、惊厥、呕吐等疾病。
● **推拿方法** 用拇指指腹自上而下直推天柱穴100～200次，力度由轻至重。长期推拿，可缓解项强、发热、惊厥、呕吐等症状。

耳后高骨穴
—— 疏风解表止头痛

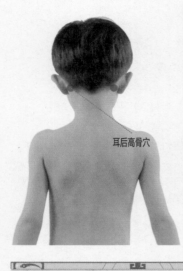

耳后高骨穴

● **组合疗法**

耳后高骨配天门、坎宫、太阳 } 感冒

耳后高骨配百会、心经 } 惊厥、烦躁

● **穴位定位** 位于耳后入发际高骨下的凹陷中，即乳突后缘下陷中。

● **功效说明** 具有疏风解表、安神止痛的作用。

● **主治疾病** 小儿感冒、头痛、惊厥、烦躁不安等病症。

● **推拿方法** 用拇指指腹以顺时针的方向揉按耳后高骨穴，常规揉按50～100次。长期推拿，可缓解小儿感冒、头痛、惊厥、烦躁不安。

曲差穴
—— 鼻窍通透有曲差

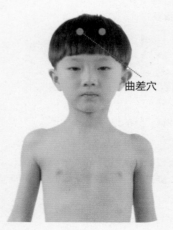

曲差穴

● **组合疗法**

曲差配百会、风池 } 头晕、头痛

曲差配合谷 } 头痛、鼻塞

● **穴位定位** 位于头部，当前发际正中直上0.5寸，旁开1.5寸，即神庭与头维连线的内1/3与中1/3交点上。

● **功效说明** 具有通窍明目的作用。

● **主治疾病** 头晕、眩晕、鼻塞、咳喘、目眩。

● **推拿方法** 用拇指指腹匀速回旋按揉曲差穴1～3分钟。每天坚持推拿，可改善头晕、鼻塞。

穴位 小儿头面部

通天穴
—— 鼻窍畅通好帮手

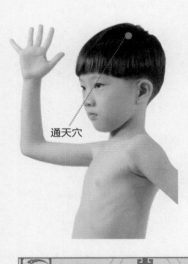

通天穴

● **组合疗法**

通天配迎香、上星 } 鼻渊、鼻疮

通天配迎香、合谷 } 鼻病

● **穴位定位** 位于头部，当前发际正中线上4寸，旁开1.5寸。
● **功效说明** 具有清热祛风、通利鼻窍的作用。
● **主治疾病** 小儿头痛、头昏、眩晕、失眠、鼻窦炎、鼻塞、发热、流涕等疾病。
● **推拿方法** 用拇指指腹匀速回旋按揉通天穴1～3分钟。每天坚持推拿，能够治疗头痛、眩晕、鼻塞等。

穴位 小儿头面部

耳和髎穴
—— 祛风通络强听力

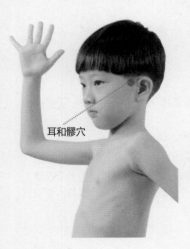

耳和髎穴

● **组合疗法**

耳和髎配听宫、翳风 } 中耳炎

耳和髎配养老、完骨 } 耳聋

● **穴位定位** 位于头侧部，当鬓发后缘，平耳郭根之前方，颞浅动脉的后缘。
● **功效说明** 具有开窍利耳的作用。
● **主治疾病** 耳聋、耳鸣、牙痛。
● **推拿方法** 用拇指指腹轻轻按揉耳和髎穴1～3分钟，以有酸胀感为度。每天坚持推拿，可缓解耳聋、耳鸣。

天冲穴

—— 牙龈肿痛特效穴

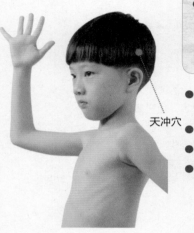

天冲穴

● **组合疗法**

天冲配百会、头维 ｝ **头痛**

天冲配天突、水突 ｝ **瘿气**

● **穴位定位** 位于头部，耳根后缘直上，入发际2寸，率谷穴后0.5寸。

● **功效说明** 具有祛风定惊、清热消肿的作用。

● **主治疾病** 头痛、牙龈肿痛、癫痫。

● **推拿方法** 将四指伸直并拢，以四指指腹置于天冲穴上轻轻揉按1～3分钟。每天坚持推拿，可缓解牙龈肿痛、头痛。

目窗穴

—— 明目安神解头痛

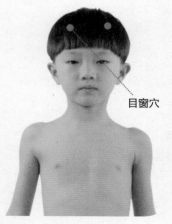

目窗穴

● **组合疗法**

目窗配天冲、风池、印堂 ｝ **头痛**

目窗配睛明、瞳子髎、大陵 ｝ **目赤肿痛**

● **穴位定位** 位于头部，当前发际上1.5寸，头正中线旁开2.25寸。

● **功效说明** 具有明目安神的作用。

● **主治疾病** 头痛、目眩、癫痫、目赤肿痛。

● **推拿方法** 将食指和中指伸直并拢，以两指指腹置于目窗穴上轻轻揉按1～3分钟。每天坚持推拿，可有效缓解头痛、目眩。

哑门穴

—— 失语喑哑特效穴

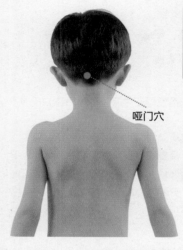

哑门穴

● **组合疗法**

哑门配人中、廉泉 } 暴喑、咽喉炎

哑门配百会、人中、丰隆、后溪 } 癫狂、癫痫

● **穴位定位** 位于项部，当后发际正中直上0.5寸，第一颈椎下。

● **功效说明** 具有开窍醒神、散风息风的作用。

● **主治疾病** 失语、喑哑、语言障碍、癫痫、头痛、头晕、瘾症。

● **推拿方法** 将拇指指腹置于哑门穴上，向外做圈状揉按3～5分钟。每天坚持推拿，可缓解失语、喑哑、癫痫、瘾症、头痛等疾病。

脑户穴

—— 疏肝泄胆止头痛

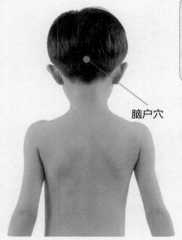

脑户穴

● **组合疗法**

脑户配人中、太冲 } 癫痫、癫狂

脑户配胆俞 } 目黄、胁痛、食欲不振

● **穴位定位** 位于头部，后发际正中直上2.5寸，风府上1.5寸，枕外隆凸的上缘凹陷处。

● **功效说明** 具有疏肝泄胆、降浊升清的作用。

● **主治疾病** 头重、头痛、目赤肿痛、目外眦痛、牙痛。

● **推拿方法** 将食指、中指并拢，用两指指腹以顺时针方向揉按脑户穴3～5分钟，以有酸胀感为度。每天坚持推拿，可缓解头痛、目赤肿痛、牙痛等病症。

强间穴

—— 缓解失眠解心烦

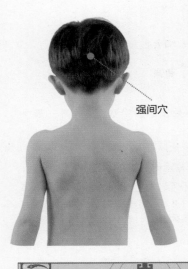

强间穴

● **组合疗法**

强间配后溪、至阴 } 头痛、目眩

强间配丰隆 } 剧烈头痛

● **穴位定位** 位于头部，当后发际正中直上4寸（脑户上1.5寸）。

● **功效说明** 具有行气、化痰、活血的作用。

● **主治疾病** 头痛、目眩、头晕、失眠、烦躁不安。

● **推拿方法** 将食指、中指并拢，用两指指腹以顺时针方向揉按强间2～3分钟，力度渐渐加重，以有酸胀感为度。每天坚持推拿，可缓解头晕、目眩、失眠等病症。

前顶穴

—— 头晕头痛找前顶

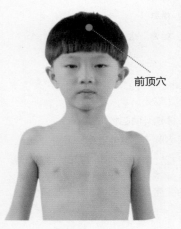

前顶穴

● **组合疗法**

前顶配百会 } 目赤肿痛、头痛

前顶配后顶 } 头晕

● **穴位定位** 位于头部，当前发际正中直上3.5寸（百会前1.5寸）。

● **功效说明** 具有清热、泻火、宁神的作用。

● **主治疾病** 头痛、头晕、目眩、目赤肿痛、惊痫。

● **推拿方法** 先将食指、中指并拢，以两指指腹置于前顶，向下用力按揉1～3分钟，再用拇指指腹按压前顶穴1～3分钟，以有酸胀感为度。每天坚持推拿，可缓解头晕、目眩、目赤肿痛等病症。

上星穴

—— 清热息风通鼻窍

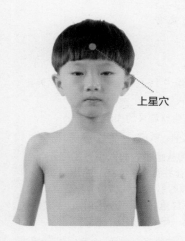

上星穴

● **组合疗法**

上星配合谷、太冲 } **头痛、目痛**

上星配丘墟、陷谷 } **疟疾**

● **穴位定位** 位于头部，当前发际正中直上1寸。
● **功效说明** 具有息风清热、宁神通鼻的作用。
● **主治疾病** 头痛、目赤肿痛、癫狂、疟疾、热证、鼻部疾病。
● **推拿方法** 用拇指指腹稍用力旋转按揉上星穴1～3分钟，以有酸胀感为度。每天坚持推拿，可缓解目赤肿痛、疟疾、热证、鼻部疾病。

耳尖穴

—— 清热祛风解痉挛

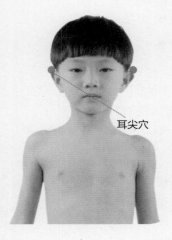

耳尖穴

● **组合疗法**

耳尖配大椎、十宣 } **中暑**

耳尖配攒竹、风池、光明、合谷、委中 } **结膜炎、目赤肿痛**

● **穴位定位** 位于耳郭的上方，当折耳向前，耳郭上t方的尖端处。
● **功效说明** 具有清热祛风、解痉止痛的作用。
● **主治疾病** 目赤肿痛、急性结膜炎、角膜炎、头痛等病症。
● **推拿方法** 用拇指和食、中两指相对，挟提耳尖，重复操作10次，力度由轻至重。每天坚持推拿，可缓解目赤肿痛、急性结膜炎、角膜炎、头痛等病症。

膻中穴

—— 理气止痛除胸闷

● **组合疗法**

膻中配肺经、肺俞 } 咳喘、痰鸣

膻中配天突、丰隆 } 吐逆

● **穴位定位** 位于胸部，当前正中线上，平第四肋间，两乳头连线的中点。

● **功效说明** 具有理气止痛、生津增液的作用。

● **主治疾病** 胸闷、吐逆、痰喘、咳嗽、支气管哮喘。

● **推拿方法** 用双手拇指指腹从膻中穴向两边分推至乳头处200～300次。合并食指、中指，两指指腹按在膻中穴上，以顺时针的方向揉按50～100次，力度适中，不宜过重。每天坚持推拿，可缓解胸闷、吐逆、痰喘、咳嗽等疾病。

膻中穴

天突穴

—— 降逆止呕治咳嗽

● **组合疗法**

天突配膻中、内八卦 } 咳喘痰壅

天突配大椎 } 咽喉肿痛

● **穴位定位** 位于颈部，当前正中线上，胸骨上窝中央。

● **功效说明** 具有降逆止呕、理气平喘的作用。

● **主治疾病** 小儿呃逆、咳嗽、呕吐、咽喉炎、扁桃体炎、食欲不振、咽喉肿痛、胸闷等疾病。

● **推拿方法** 将食指、中指合并，以两指指腹以顺时针方向揉按天突穴，常规揉按200～300次。可改善小儿呃逆、咳嗽、呕吐、食欲不振等疾病。

天突穴

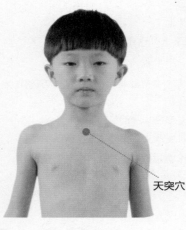

乳旁穴

—— 宽胸理气消痰鸣

● **组合疗法**

乳旁配乳根、膻中 } 胸闷

乳旁配肺俞 } 咳喘

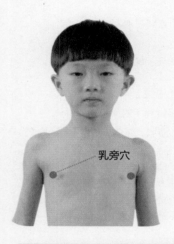

乳旁穴

- ● **穴位定位** 位于乳头外侧旁开 0.2 寸。
- ● **功效说明** 具有宽胸理气、止咳化痰的作用。
- ● **主治疾病** 小儿呃逆、咳嗽、呕吐、消化不良、食欲不振、胸闷、痰鸣、胸痛等疾病。
- ● **推拿方法** 用手掌按在乳旁穴上（不要紧压皮肤），以顺时针的方向做回旋摩动 200 ~ 300 次。以上手法每日操作 2 ~ 3 次，可缓解小儿呃逆、咳嗽等疾病。

乳根穴

—— 化痰止咳消食滞

● **组合疗法**

乳根配乳旁、膻中、肺俞 } 胸闷、咳喘

乳根配乳中、俞府 } 咳嗽痰哮

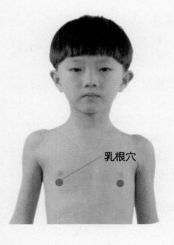

乳根穴

- ● **穴位定位** 位于胸部，当乳头直下，乳房根部，第五肋间隙，距前正中线 4 寸。
- ● **功效说明** 具有化痰止咳、消食化滞的作用。
- ● **主治疾病** 胸闷、咳喘、呃逆、呕吐、咳嗽、消化不良。
- ● **推拿方法** 将食指、中指合并，以两指指腹点按在乳根穴上，以顺时针的方向揉按 200 ~ 300 次，力度适中，不可过重。每天推拿，可改善胸闷、胸痛、咳喘。

中脘穴

—— 胃肠疾病找中脘

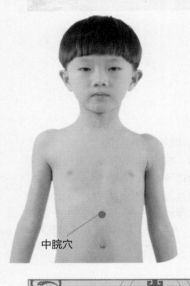

中脘穴

● **组合疗法**

中脘配脾经、足三里 ⎬ 腹胀、腹泻、食积、呕吐

中脘配板门、天柱 ⎬ 胃气上逆、嗳气呕恶

● **穴位定位** 位于上腹部，前正中线上，当脐中上4寸。

● **功效说明** 具有健脾养胃、降逆利水的作用。

● **主治疾病** 小儿泄泻、呕吐、腹胀、腹痛、食欲不振、嗳气、食积等疾病。

● **推拿方法** 用手掌紧贴中脘，掌于穴位之上不能移动，而皮下的组织要被揉动，幅度逐渐扩大，揉按100～200次。每天推拿，可缓解小儿泄泻、呕吐、腹胀、腹痛、食欲不振。

胁肋穴

—— 顺气化痰解胁痛

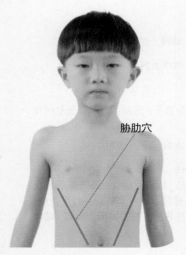

胁肋穴

● **组合疗法**

胁肋配膻中 ⎬ 胁痛、胸闷、痰喘气急

胁肋配脊柱 ⎬ 疳积

● **穴位定位** 从腋下两胁到肚脐旁边2寸的天枢穴处，在幼儿推拿中称此处为胁肋。

● **功效说明** 具有顺气化痰、降气消积的作用。

● **主治疾病** 胸闷、痰喘气急、疳积、消化不良、腹胀。

● **推拿方法** 以一手手掌从腋下推到天枢穴50～100次，力度适中。用手掌平伏按于胁肋后，以均衡的压力抹向天枢穴80～100次。以上手法每天操作1～2次，可有效改善胸闷、胁痛、痰喘气急、疳积、消化不良。

神阙穴

—— 肠炎腹痛特效穴

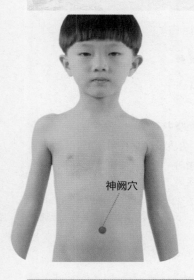

神阙穴

● **组合疗法**

神阙配腹、龟尾、七节骨 } 腹泻、便秘

神阙配中脘、脊柱、足三里 } 疳积

● **穴位定位** 位于腹中部，脐中央。
● **功效说明** 具有温阳散寒、消食导滞的作用。
● **主治疾病** 腹痛、久泻、脱肛、痢疾、水肿、便秘、小便不禁、消化不良、疳积、腹胀等疾病。
● **推拿方法** 把手掌放在神阙穴上，手掌不要紧压皮肤，在皮肤表面做顺时针回旋性的摩动100～200次。每天推拿，可缓解腹痛、久泻、脱肛、小便不禁、消化不良。

气海穴

—— 益气助阳止腹痛

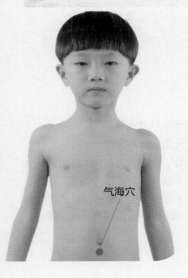

气海穴

● **组合疗法**

气海配大肠俞、足三里 } 肠痉挛或肠功能紊乱引起的腹痛

气海配内八卦 } 胸膈不利、痰涎壅结

● **穴位定位** 位于下腹部，前正中线上，当脐中下1.5寸。
● **功效说明** 具有益气助阳、消食导滞的作用。
● **主治疾病** 水肿、脘腹胀满、大便不通、泄痢不禁、食欲不振、夜尿症、儿童发育不良、遗尿、脱肛、疝气等疾病。
● **推拿方法** 合并食指、中指，以两指指腹按压在气海穴上，以顺时针的方向揉按80～100次。每天推拿，可缓解水肿、脘腹胀满、大便不通。

天枢穴

—— 消食导滞治痢疾

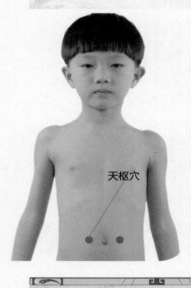

天枢穴

● **组合疗法**

天枢配神阙、腹 ⎱ **腹胀、便秘**

天枢配肚角 ⎱ **腹痛**

● **穴位定位** 位于腹中部，距脐中 2 寸。

● **功效说明** 具有消食导滞、祛风止痛的作用。

● **主治疾病** 腹胀、腹痛、腹泻、痢疾、便秘、食积不化、急慢性肠胃炎等疾病。

● **推拿方法** 将拇指指腹按压在天枢穴上，以顺时针的方向揉按 80 ~ 100 次。长期推拿，可缓解腹胀、腹痛、腹泻。

肚角穴

—— 理气消滞止腹痛

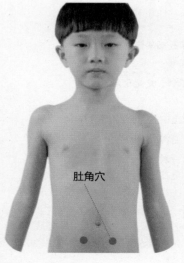

肚角穴

● **组合疗法**

肚角配腹、一窝风 ⎱ **腹痛**

肚角配腹、七节骨 ⎱ **便秘**

● **穴位定位** 位于脐下 2 寸旁开 2 寸的大筋上。

● **功效说明** 具有理气消滞、止泻止痛的作用。

● **主治疾病** 腹痛、腹泻、便秘。各种原因引起的腹痛皆可应用，对寒痛、伤食痛效果更好。

● **推拿方法** 将拇指指腹按压在肚角穴上，以顺时针的方向揉按 80 ~ 100 次。长期推拿，可缓解腹痛、腹泻。

关元穴

小儿胸腹部穴位

—— 培补元气利小便

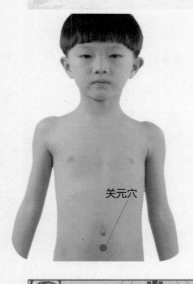

关元穴

● **组合疗法**

关元配肾经、三关、外劳宫 } 疝气、遗尿、脱肛

关元配箕门 } 尿潴留

● **穴位定位** 位于下腹部，前正中线上，当脐中下3寸。

● **功效说明** 具有培补元气、补脾温肾的作用。

● **主治疾病** 小腹疼痛、吐泻、疝气、食欲不振、夜尿症、消化不良、慢性腹泻、虚性腹胀、脱肛、遗尿、尿潴留等疾病。

● **推拿方法** 合并食指、中指，以两指指腹按压在关元穴上，以顺时针的方向揉按80～100次。每天推拿，可缓解小腹疼痛、吐泻、疝气。

腹穴

小儿胸腹部穴位

—— 健脾和胃消食积

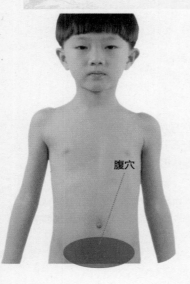

腹穴

● **组合疗法**

腹配神阙、七节骨、龟尾 } 腹泻

腹配脾经、脊柱、足三里 } 便秘、腹胀、厌食

● **穴位定位** 腹部。

● **功效说明** 具有健脾和胃、理气消食的作用。

● **主治疾病** 便秘、腹胀、厌食、泄痢不禁、消化不良、腹痛、腹泻、疳积、恶心、呕吐等一切消化系统疾病。

● **推拿方法** 用双手掌按压在小儿腹部，向腰侧分推50～100次，力度适中。然后手掌放在腹部上，在皮肤表面做顺时针回旋性摩动100～200次。以上手法每天操作1～2次，可改善便秘、腹胀、消化不良。

中府穴

—— 肺腑通畅无阻碍

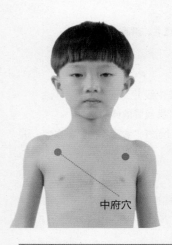

中府穴

● **组合疗法**

中府配风门、合谷 ｝ 寒热、喉痹

中府配内关、膻中、定喘 ｝ 哮喘

● **穴位定位** 位于胸前壁的外上方，云门下1寸，平第一肋间隙，距前正中线6寸。

● **功效说明** 具有清肺热、止咳喘的作用。

● **主治疾病** 咳嗽、哮喘、肺炎、肺结核、胸痛等。

● **推拿方法** 合并食指、中指，两指揉按中府穴100次。每天坚持推拿，能够预防肺炎、胸痛、肺结核、咳嗽、哮喘。

云门穴

—— 清肺理气祛热邪

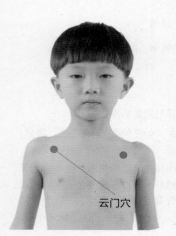

云门穴

● **组合疗法**

云门配尺泽、肺俞 ｝ 支气管炎

云门配肺俞、孔最 ｝ 咳嗽

● **穴位定位** 位于胸前壁的外上方，肩胛骨喙突上方，锁骨下窝凹陷处，距前正中线6寸。

● **功效说明** 具有清肺理气的作用。

● **主治疾病** 肺部疾患、热证、呃逆。

● **推拿方法** 合并右手食指、中指，两指向外以顺时针方向揉按云门穴60～80次。长期坚持，能防治肺部疾患。

缺盆穴

—— 调理气血利咽喉

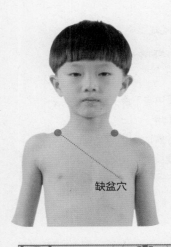

缺盆穴

● **组合疗法**

缺盆配膻中、巨阙 〉 咳嗽

缺盆配球后 〉 调理气血

● **穴位定位** 位于锁骨上窝中央，距前正中线4寸。

● **功效说明** 具有调理气血、清咽止咳的作用。

● **主治疾病** 咽喉肿痛、咳嗽、哮喘。

● **推拿方法** 将食指、中指并拢，用指腹揉按缺盆穴100～200次。长期推拿，可缓解咽喉肿痛、咳嗽、哮喘等。

滑肉门穴

—— 健脾化湿清心窍

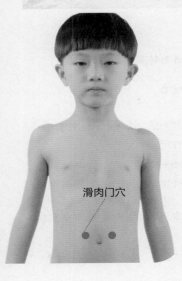

滑肉门穴

● **组合疗法**

滑肉门配中脘、足三里 〉 胃痛

滑肉门配太白 〉 健脾化湿，促进消化

● **穴位定位** 位于上腹部，当脐中上1寸，距前正中线2寸。

● **功效说明** 具有健脾化湿、清心开窍的作用。

● **主治疾病** 胃痛、胃不适、恶心、呕吐、慢性胃肠病、脱肛、吐舌、舌强。

● **推拿方法** 用两手拇指指腹揉按滑肉门穴2～3分钟。长期揉按，可改善胃痛、胃不适、吐舌、舌强等。

气户穴

—— 理气宽胸平咳喘

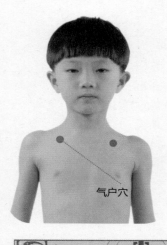

气户穴

● **组合疗法**

气户配云门、天府、神门 } 喘逆上气、肩息

气户配华盖 } 胁肋疼痛

● **穴位定位** 位于胸部，当锁骨中点下缘，距前正中线4寸。

● **功效说明** 具有止咳平喘的作用。

● **主治疾病** 呼吸喘鸣、咽喉肿痛、咳嗽、气喘。

● **推拿方法** 先用食指、中指揉按气户穴3～5分钟，再用掌心推揉气户穴3～5分钟。每天坚持推拿，可缓解咳嗽、气喘。

膺窗穴

—— 止咳消肿止胁痛

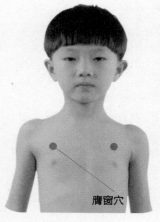

膺窗穴

● **组合疗法**

膺窗配乳根、内关、大椎、曲池、足三里 } 清热解毒、消肿止痛

膺窗配肺俞 } 咳喘

● **穴位定位** 位于胸部，第三肋间隙，距前正中线4寸。

● **功效说明** 具有止咳消肿的作用。

● **主治疾病** 气喘、咳嗽、胸胁胀痛。

● **推拿方法** 先将食指、中指伸直并拢，轻按胸部的膺窗穴，持续1～3分钟，再用掌心揉按膺窗穴1～3分钟。每天坚持推拿，可缓解气喘、咳嗽等病症。

气冲穴

—— 腹痛疝气有绝招

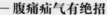

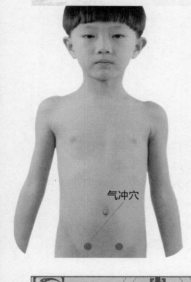

气冲穴

● **组合疗法**

气冲配曲泉、太冲	} 疝气
气冲配大横	} 腹痛

● **穴位定位** 位于腹股沟稍上方，当脐中下 5 寸，距前正中线 2 寸。

● **功效说明** 具有理气止痛、舒宗筋的作用。

● **主治疾病** 疝气、肠鸣、腹痛。

● **推拿方法** 用食指、中指并拢，以指腹按揉气冲穴 2～3 分钟。长期推拿，可改善疝气等病症。

大横穴

—— 大肠疾病大横解

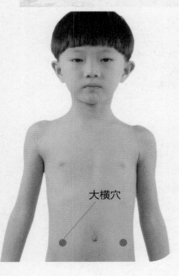

大横穴

● **组合疗法**

大横配天枢、足三里	} 腹痛
大横配腹通谷	} 健脾和胃

● **穴位定位** 位于腹中部，距脐中 4 寸。

● **功效说明** 具有温中散寒、调理肠胃的作用。

● **主治疾病** 腹胀、腹痛、脾胃虚寒、便秘、痢疾、泄泻。

● **推拿方法** 用双手拇指指腹同时按揉大横穴 50～100 次，再以两手四指指腹揉按大横穴 2～3 分钟。每天坚持推拿，能够改善腹痛、便秘。

周荣穴

—— 宣肺平喘呼吸畅

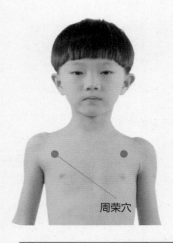

周荣穴

● **组合疗法**

周荣配膻中 } 胸胁胀满

周荣配大包 } 宣肺理气

● **穴位定位** 位于胸外侧，当第二肋间隙，距前正中线6寸。

● **功效说明** 具有顺气强肺的作用。

● **主治疾病** 咳嗽、气喘、胸胁胀痛、胸部疼痛。

● **推拿方法** 拇指指腹揉按周荣穴2～3分钟。每天坚持可以缓解胸胁胀痛。

肓俞穴

—— 理气止痛治便秘

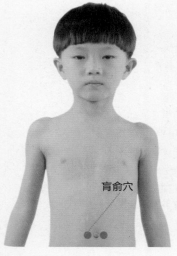

肓俞穴

● **组合疗法**

肓俞配合谷、天枢 } 便秘、泄泻、痢疾

肓俞配天枢、足三里、大肠俞 } 便秘、痢疾

● **穴位定位** 位于腹中部，当脐中旁开0.5寸。

● **功效说明** 具有理气止痛、润肠通便的作用。

● **主治疾病** 疝气、脐痛、呕吐、便秘。

● **推拿方法** 先用手掌掌心揉按肓俞穴1～3分钟，再用拇指指腹稍用力点按肓俞穴1～3分钟。每天坚持推拿，可缓解疝气、脐痛、便秘等病症。

商曲穴

—— 健脾和胃止腹痛

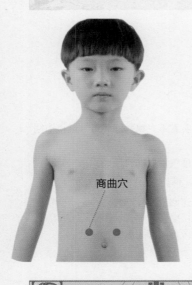

商曲穴

● **组合疗法**

商曲配中脘、足三里	}胃痛、腹痛
商曲配腑阳池、丰隆	}腹胀、便秘

● **穴位定位** 位于上腹部,当脐中上2寸,前正中线旁开0.5寸。

● **功效说明** 具有健脾和胃、消积止痛的作用。

● **主治疾病** 腹痛、泄泻、便秘、肠炎、腹中积聚。

● **推拿方法** 将两手中指和食指伸直并拢,以两指指腹分别揉按两侧商曲穴1～3分钟。每天坚持推拿,可有效缓解腹痛、便秘等病症。

章门穴

—— 疏肝健脾消腹胀

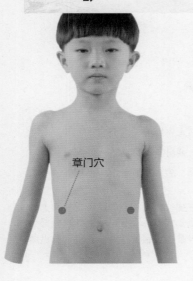

章门穴

● **组合疗法**

章门配内关、阳陵泉	}胸胁痛
章门配中脘、气海、足三里	}腹胀、腹痛

● **穴位定位** 位于侧腹部,当第十一肋游离端的下方。

● **功效说明** 具有疏肝健脾、理气散结的作用。

● **主治疾病** 消化不良、肝脾肿大、小儿疳积、腹痛、腹胀、肠鸣、泄泻、呕吐、神疲肢倦、胸胁疼痛、黄疸、痞块。

● **推拿方法** 将两手食指和中指伸直并拢,以两指指腹置于章门穴上,向外做圈状揉按1～3分钟,力度适中。每天坚持推拿,可缓解腹胀、腹痛、消化不良、肝脾肿大。

期门穴

—— 疏肝利气缓胸痛

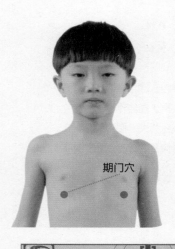

期门穴

● **组合疗法**

期门配内关、足三里	呃逆
期门配阳陵泉、中封	黄疸

● **穴位定位** 位于胸部，当乳头直下，第六肋间隙，前正中线旁开4寸。

● **功效说明** 具有健脾疏肝、理气活血的作用。

● **主治疾病** 胸胁胀痛、呕吐、肝炎、肝肿大、胆囊炎、黄疸。

● **推拿方法** 先用拇指指腹匀速回旋按揉期门穴1～3分钟，再用拇指指腹推揉期门穴1～3分钟，力度适中。每天坚持推拿，可缓解胸胁胀痛、呕吐。

阴交穴

—— 腹泻不止揉阴交

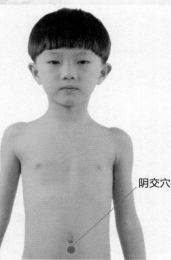

阴交穴

● **组合疗法**

阴交配天枢、气海	腹胀、泄泻
阴交配神阙	脐周痛

● **穴位定位** 位于下腹部，前正中线上，当脐中下1寸。

● **功效说明** 具有利水消肿、通肝肾的作用。

● **主治疾病** 腹痛、绕脐冷痛、腹满水肿、泄泻、疝气、小便不利、鼻出血。

● **推拿方法** 将食指、中指并拢，以两指指腹置于阴交穴上，向下用力按揉此处穴1～3分钟，以有酸胀感为度。每天坚持推拿，可缓解腹泻、疝气、鼻出血等疾病。

建里穴

—— 和胃健脾降腑气

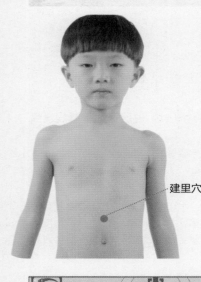

建里穴

● **组合疗法**

建里配水分 } 腹部肿胀、呕吐

建里配内关 } 胸闷、呃逆

● **穴位定位** 位于上腹部，前正中线上，当脐中上3寸。
● **功效说明** 具有和胃健脾、通降腑气的作用。
● **主治疾病** 食欲不振、消化不良、急慢性肠炎、腹胀。
● **推拿方法** 将食指、中指、无名指并拢，以三指指腹置于建里穴上，向下用力按揉此处穴位1～3分钟，以有酸胀感为度。每天坚持推拿，可缓解食欲不振、腹胀。

上脘穴

—— 增加你的胃动力

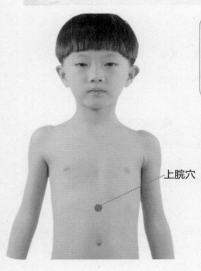

上脘穴

● **组合疗法**

上脘配丰隆 } 纳呆

上脘配天枢、中脘 } 腹胀、肠鸣、泄泻

● **穴位定位** 位于上腹部，前正中线上，当脐中上5寸。
● **功效说明** 具有和胃降逆、化痰宁神的作用。
● **主治疾病** 消化不良、水肿、纳呆、腹泻、腹胀、咳嗽痰多。
● **推拿方法** 将食指、中指、无名指并拢，以三指指腹置于上脘穴上，以顺时针方向揉按1～3分钟。每天坚持推拿，可缓解消化不良、腹泻、腹胀等肠胃病。

肩井穴

—— 发汗解表治感冒

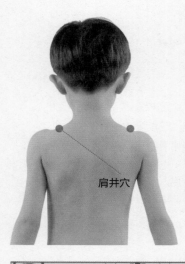

肩井穴

● 组合疗法

| 肩井配足三里、阳陵泉 | } 肩背酸痛 |
| 肩井配风池、天门、坎宫、太阳 | } 感冒发热 |

- **穴位定位** 位于肩上，前直乳中，当大椎与肩峰端连线中点上。
- **功效说明** 具有发汗解表治感冒的作用。
- **主治疾病** 小儿感冒、惊厥、上肢抬举不利、颈项强痛、肩背痹痛、脚气等疾病。
- **推拿方法** 用拇指与食指、中指相对成钳形用力，拿捏住肩井穴，做持续的揉捏动作 100～200 次。力度由轻至重，再由重至轻。经常推拿此穴，可有效预防感冒。

大椎穴

—— 清热解表止咳嗽

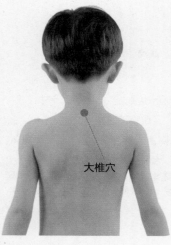

大椎穴

● 组合疗法

| 大椎配天柱 | } 感冒、发热、项强 |
| 大椎配乳旁、乳根 | } 咳嗽 |

- **穴位定位** 位于后正中线上，第七颈椎棘突下凹陷中。
- **功效说明** 具有清热解表、祛风止咳的作用。
- **主治疾病** 项强、热证、咳嗽、感冒、气喘、落枕、小儿麻痹症、小儿舞蹈病等疾病。
- **推拿方法** 用拇指和食、中两指相对，挟提大椎穴，双手交替捻动，向前推进，重复操作 100 次，力度由轻至重。坚持推拿，可有效缓解落枕、感冒、咳嗽等疾病。

风门穴

—— 治疗感冒风门好

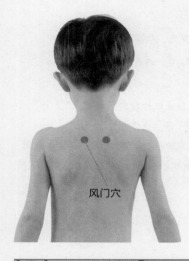

风门穴

● **组合疗法**

风门配风池、肺经、肺俞、膻中 　　｝外感风寒

风门配肺俞、大椎 　　｝咳嗽、气喘

● **穴位定位**　位于背部，第二胸椎棘突下，旁开1.5寸。
● **功效说明**　具有解表通络、止咳平喘的作用。
● **主治疾病**　伤风、咳嗽、发热、头痛、项强、胸背痛等病症。
● **推拿方法**　合并食指、中指，用两指指腹按压在风门穴上，以顺时针的方向揉按20～30次，力度适中即可。坚持推拿，可有效缓解伤风、咳嗽、发热等病症。

天宗穴

—— 生发阳气防近视

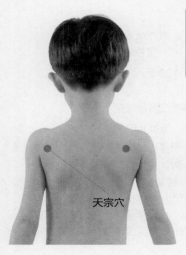

天宗穴

● **组合疗法**

天宗配桥弓 　　｝小儿肌性斜颈、项强

天宗配膻中 　　｝理气散结消肿

● **穴位定位**　位于肩胛部，当冈下窝中央凹陷处，与第四胸椎相平。
● **功效说明**　具有生发阳气防近视的作用。
● **主治疾病**　近视、脑瘫、小儿麻痹症、小儿肌性斜颈。
● **推拿方法**　用拇指指腹稍用力点按在天宗穴上，向外做回旋动作，揉按50～100圈。力度由轻至重。每天坚持推拿，可有效缓解近视、小儿肌性斜颈等疾病。

胆俞穴
—— 疏肝利胆治黄疸

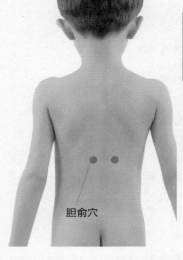

胆俞穴

● **组合疗法**

胆俞配阳陵泉 } 呕吐、胃炎、胆道蛔虫症

胆俞配三阴交 } 咽痛、肺痨、潮热

● **穴位定位** 位于背部，当第十胸椎棘突下，旁开1.5寸。

● **功效说明** 具有疏肝利胆、清热止痛的作用。

● **主治疾病** 黄疸、口苦、胸胁痛、潮热、咽痛、肺痨等疾病。

● **推拿方法** 用拇指指端点按胆俞穴，以顺时针的方向揉按50～100次，再以逆时针的方向揉按50～100次。力度由轻至重，再由重至轻。每天坚持推拿，可有效缓解黄疸、潮热、口苦等病症。

肺俞穴
—— 咳嗽哮喘特效穴

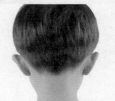

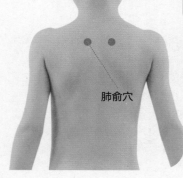

肺俞穴

● **组合疗法**

肺俞配膻中、肺经、丰隆 } 对呼吸系统疾病有一定的疗效

肺俞配足三里、外关 } 感冒

● **穴位定位** 位于背部，当第三胸椎棘突下，旁开1.5寸。

● **功效说明** 具有疏风解表、宣肺止咳的作用。

● **主治疾病** 发热、咳嗽、流涕等外感病症及痰鸣、咳喘、胸闷、胸痛等疾病。

● **推拿方法** 用拇指指端点按肺俞穴，以顺时针的方向揉按50～100次，再以逆时针的方向揉按50～100次。力度由轻至重，再由重至轻。每天坚持推拿，可有效缓解发热、咳嗽、流涕等外感病症。

脾俞穴

—— 健脾和胃有保障

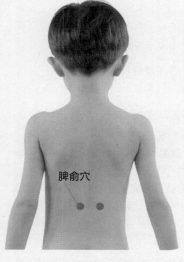

脾俞穴

● **组合疗法**

脾俞配脾经、中脘、足三里、脊柱	} 对消化系统疾病有一定的疗效
脾俞配足三里、三阴交	} 黄疸、肝炎

● **穴位定位** 位于背部，当第十一胸椎棘突下，旁开1.5寸。

● **功效说明** 具有健脾和胃、止吐止泻的作用。

● **主治疾病** 呕吐、腹泻、疳积、食欲不振、四肢乏力、消化不良等疾病。

● **推拿方法** 用拇指指端点按脾俞穴，以顺时针的方向揉按50～100次，再以逆时针的方向揉按50～100次。力度由轻至重，再由重至轻。每天坚持推拿，可有效缓解呕吐、腹泻、疳积等疾病。

肝俞穴

—— 疏肝理气眼明亮

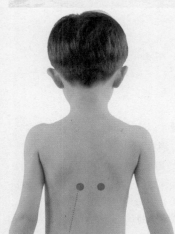

肝俞穴

● **组合疗法**

肝俞配百会	} 头昏、头痛、眩晕
肝俞配大椎、曲池	} 癫痫、精神分裂症

● **穴位定位** 位于背部，当第九胸椎棘突下，旁开1.5寸。

● **功效说明** 具有疏肝理气、通络明目的作用。

● **主治疾病** 黄疸、胁痛、目赤肿痛、近视、烦躁、惊厥等疾病。

● **推拿方法** 用拇指指端点按肝俞穴，以顺时针的方向揉按10～30次，再以逆时针的方向揉按10～30次。力度由轻至重，再由重至轻。每天坚持推拿，可有效缓解黄疸、目赤肿痛等病症。

肾俞穴

—— 益肾助阳治遗尿

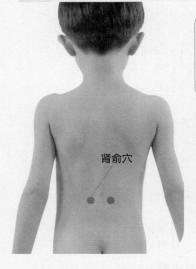

肾俞穴

● **组合疗法**

肾俞配脾经、肾经、二马 }肾虚导致的腹泻、便秘

肾俞配委中 }下肢痿软无力

● **穴位定位** 位于腰部，当第二腰椎棘突下，旁开1.5寸。

● **功效说明** 具有益肾助阳、聪耳止喘的作用。

● **主治疾病** 腹泻、腹痛、便秘、遗尿、佝偻病、耳鸣、耳聋、哮喘、下肢痿软无力等疾病。

● **推拿方法** 用拇指指端点按肾俞穴，以顺时针的方向揉按10～30次，再以逆时针的方向揉按10～30次。力度由轻至重，再由重至轻。每天坚持推拿，可以缓解哮喘、腹泻、腹痛、便秘。

胃俞穴

—— 和胃助运治腹胀

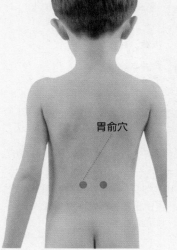

胃俞穴

● **组合疗法**

胃俞配中脘 }胃痛、呕吐

胃俞配中脘、内关 }胃痛

● **穴位定位** 位于背部，当第十二胸椎棘突下，旁开1.5寸。

● **功效说明** 具有和胃助运、消食化积的作用。

● **主治疾病** 胸胁痛、胃脘痛、呕吐、腹胀、肠鸣、疳积等疾病。

● **推拿方法** 用拇指指端按压在胃俞穴上，做顺时针方向的回旋揉动50～100次。力度一般由轻至重再至轻。长期推拿，可缓解胸胁痛、胃脘痛、腹胀、呕吐。

心俞穴
—— 人体麝香保心脏

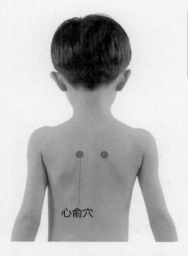

心俞穴

● **组合疗法**

心俞配三阴交 } 健忘、失眠、惊悸

心俞配内关 } 心痛、心悸

● **穴位定位** 位于背部，当第五胸椎棘突下，旁开1.5寸。

● **功效说明** 具有安神益智、疏肝解郁的作用。

● **主治疾病** 心痛、惊悸、健忘、癫痫、胸闷、遗尿、脑瘫、盗汗等疾病。

● **推拿方法** 用拇指指端按压在心俞穴上，做顺时针方向的回旋揉动20～30次。力度一般由轻至重再至轻。每天坚持推拿，可有效缓解惊悸、癫痫、胸闷等疾病。

大肠俞穴
—— 调和肠胃治腹泻

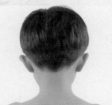

大肠俞穴

● **组合疗法**

大肠俞配天枢 } 胃肠积滞、肠鸣、腹泻

大肠俞配气海、足三里 } 肠痉挛或肠功能紊乱引起的腹痛

● **穴位定位** 位于腰部，当第四腰椎棘突下，旁开1.5寸。

● **功效说明** 具有调和肠胃、消食化积的作用。

● **主治疾病** 腹胀、肠鸣、腹泻、便秘、痢疾、消化不良等疾病。

● **推拿方法** 用拇指指端按压在大肠俞穴上，做顺时针方向的回旋揉动50～100次。力度一般由轻至重再至轻。每天推拿，可改善腹胀、肠鸣、腹泻等疾病。

八髎穴

—— 温补下元治便秘

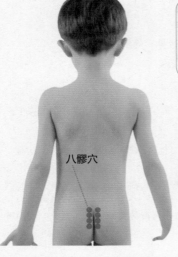

八髎穴

● **组合疗法**

八髎配足三里 } 便秘

八髎配气海 } 腹痛

● **穴位定位** 骶椎,又称上髎、次髎、中髎和下髎,左右共八个穴位,分别在第一、二、三、四骶后孔中,合称"八穴"。

● **功效说明** 具有温补下元、调理肠道的作用。

● **主治疾病** 小便不利、遗尿、便秘、腹泻、小儿麻痹症。

● **推拿方法** 用小鱼际横擦小儿的八髎穴,以皮肤微红为度,常规横擦 20 ~ 30 次。然后以掌根按压在八髎穴上,顺时针揉按 200 ~ 300 次。以上方法每天操作 1 ~ 2 次,可有效缓解小便不利、遗尿、便秘。

命门穴

—— 关乎生死之要穴

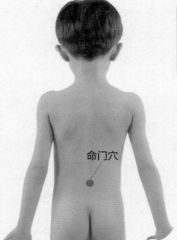

命门穴

● **组合疗法**

命门配百会、腰阳关 } 破伤风

命门配肾俞 } 遗尿、腹泻

● **穴位定位** 位于腰部,当后正中线上,第二腰椎棘突下凹陷中。

● **功效说明** 具有温肾壮阳、利水消肿的作用。

● **主治疾病** 遗尿、腹泻、哮喘、水肿、头痛、耳鸣等疾病。

● **推拿方法** 用拇指指端按压在命门穴上,做顺时针方向回旋揉动 50 ~ 100 次。力度一般由轻至重再至轻。每天推拿,可改善遗尿、腹泻、哮喘等。

小儿腰背骶部穴位

腰阳关穴

—— 改善各种腰脊病

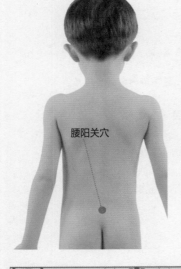

腰阳关穴

● **组合疗法**

腰阳关配肾俞、次髎、委中 }	腰腿疼痛
腰阳关配百会、命门 }	破伤风

● **穴位定位** 位于腰部，当后正中线上，第四腰椎棘下凹陷中。

● **功效说明** 具有补肾强腰、强健骨骼的作用。

● **主治疾病** 遗尿、泄泻、哮喘、水肿、小儿麻痹症、坐骨神经痛、腰骶疼痛、下肢瘫痪等疾病。

● **推拿方法** 用拇指指端按压在腰阳关穴上，做顺时针方向的回旋揉动50～100次。力度一般由轻至重再至轻。每天推拿，有助于改善小儿麻痹症、坐骨神经痛等病症。

小儿腰背骶部穴位

龟尾穴

—— 通调督脉治便秘

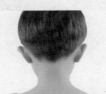

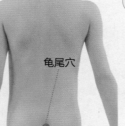

龟尾穴

● **组合疗法**

龟尾配腹、神阙、七节骨 }	腹泻
龟尾配七节骨、腹、肚角 }	便秘

● **穴位定位** 位于尾骨端下，当尾骨端与肛门连线的中点处。

● **功效说明** 具有通调督脉、和胃助运的作用。

● **主治疾病** 腹泻、便秘、小儿惊厥、遗尿、脱肛等疾病。

● **推拿方法** 用拇指指端按压在龟尾穴上，做顺时针方向的回旋揉动100～300次。力度一般由轻至重再至轻。每天推拿，有助于缓解小儿惊厥、便秘、腹泻、脱肛、遗尿等。

七节骨穴

—— 温阳止泻排便畅

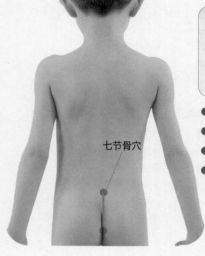

七节骨穴

● **组合疗法**

七节骨配龟尾、腹、神阙 } 腹泻

七节骨配百会、关元 } 气虚下陷的脱肛和遗尿

● **穴位定位** 位于第四腰椎至尾椎骨端，成一直线。

● **功效说明** 具有温阳止泻、泻热通便的作用。

● **主治疾病** 虚寒腹痛、腹泻、肠热便秘、痢疾等疾病。

● **推拿方法** 合并食指、中指，用两指指腹按压七节骨穴，自上而下，再自下而上来回推七节骨穴 100 ～ 300 下。每天推拿，有助于改善腹痛、腹泻、便秘、痢疾等。

脊柱穴

—— 解表通络理气血

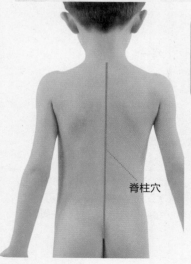

脊柱穴

● **组合疗法**

脊柱配六腑、天河水 } 外感发热

脊柱配脾经、腹、足三里 } 消化系统疾病

● **穴位定位** 位于大椎至龟尾之间，成一直线。

● **功效说明** 具有解表通络、补气益血的作用。

● **主治疾病** 小儿惊厥、失眠、疳积、厌食、腹泻、便秘、腹痛、夜啼、烦躁、发热、遗尿、脱肛等疾病。

● **推拿方法** 用两指指腹自上而下直推脊柱穴 100 ～ 300 次，再用拇指和食、中两指相对，挟提脊柱两侧的皮肤，双手交替捻动，向前推进 3 ～ 5 遍，称为捏脊。操作 5 遍，有助于改善小儿惊厥、失眠等病症。

定喘穴

—— 止咳定喘有特效

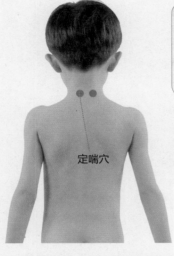

定喘穴

● **组合疗法**

| 定喘配涌泉、天突、丰隆 | } 慢性支气管炎 |
| 定喘配肺俞 | } 哮喘、咳嗽 |

● **穴位定位** 位于背部，当第七颈椎棘突下，旁开0.5寸。

● **功效说明** 具有止咳平喘、通宣理肺的作用。

● **主治疾病** 哮喘、百日咳、落枕、肩背痛、支气管炎等疾病。

● **推拿方法** 用拇指指端按压在定喘穴上，做顺时针方向的回旋揉动50～100次。力度一般由轻至重再至轻。长期推拿，可缓解哮喘、百日咳等疾病。

巨骨穴

—— 疏通经络治肩痛

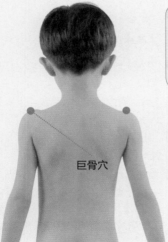

巨骨穴

● **组合疗法**

| 巨骨配孔最、尺泽、鱼际 | } 咯血 |
| 巨骨配肩髃 | } 肩痛 |

● **穴位定位** 位于肩上部，当锁骨肩峰端与肩胛冈之间凹陷处。

● **功效说明** 具有疏通经络、治肩痛的作用。

● **主治疾病** 肩臂疼痛、下肢痿痹、手臂挛急。

● **推拿方法** 先将拇指、食指相对成钳状拿捏两侧巨骨穴3～5分钟，再将食指、中指并拢按揉巨骨穴3～5分钟，每天早晚各一次。每天坚持推拿，可缓解肩臂疼痛、下肢痿痹。

肩髃穴

—— 肩膀健康身挺拔

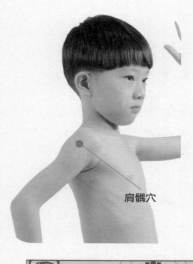

肩髃穴

● 组合疗法

肩髃配阳溪 } 风疹

肩髃配肩井 } 肩颈部肌肉酸痛

● **穴位定位** 位于肩部三角肌上，臂外展或向前平伸时，当肩峰前下方凹陷处。

● **功效说明** 具有通利关节、疏散风热的作用。

● **主治疾病** 肩臂痹痛、肘痛、上肢酸软、肩胛关节炎。

● **推拿方法** 用拇指按揉肩髃穴 50～100 次。每天坚持推拿，可防治肩臂疼痛。

肩贞穴

—— 消炎止痛很常用

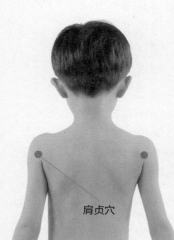

肩贞穴

● 组合疗法

肩贞配肩髃 } 肩臂疼痛、上肢瘫痪

肩贞配天宗 } 活血通络、消炎止痛

● **穴位定位** 位于肩关节后下方，臂内收时，腋后纹头上 1 寸（指寸）。

● **功效说明** 具有醒脑聪耳、止疼痛的作用。

● **主治疾病** 头痛、耳鸣、肩肘疼痛、颈项疼痛。

● **推拿方法** 用拇指指腹匀速回旋按揉肩贞穴 50～100 次，再将食指、中指、无名指并拢，以三指指腹揉按肩贞穴 50～100 次，最后用掌心推擦肩贞穴 50～100 次。每天坚持推拿，能够治疗肩周疼痛、头痛、耳鸣。

肺经穴

—— 宣肺清热治咳喘

● 组合疗法

肺经配脾经、肾经、三关、膻中、足三里 } 肺气虚损、咳嗽气喘、虚寒怕冷

肺经配天河水、天门、坎宫、天突 } 感冒发热、痰鸣

肺经穴

- ● **穴位定位** 位于无名指末节螺纹面。
- ● **功效说明** 具有宣肺理气、清热止咳的作用。
- ● **主治疾病** 咳嗽、气喘、虚寒怕冷、感冒发热、痰鸣、脱肛等疾病。
- ● **推拿方法** 用拇指指腹顺时针旋转推动小儿的无名指末节螺纹面称为补肺经，推 100 ～ 500 下。再由无名指指根推向指尖称为清肺经，推 100 ～ 500 下。每天坚持推拿，可缓解咳嗽、气喘、畏寒。

脾经穴

—— 健脾养胃治疳积

● 组合疗法

脾经配中脘、脾俞、足三里 } 食欲缺乏、消化不良

脾经配天河水、大肠经 } 湿热证

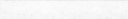
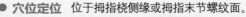
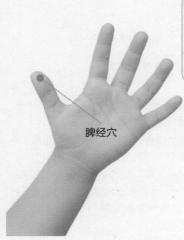

脾经穴

- ● **穴位定位** 位于拇指桡侧缘或拇指末节螺纹面。
- ● **功效说明** 具有健脾养胃、调理肠道的作用。
- ● **主治疾病** 食欲缺乏、消化不良、疳积、腹泻、咳嗽、消瘦等疾病。
- ● **推拿方法** 将拇指屈曲，循拇指桡侧缘由小儿的指尖向指根方向直推称为补脾经，推 100 ～ 500 次。每天坚持推拿，可缓解消化不良、疳积、腹泻等病症。

肝经穴

—— 息风镇惊止抽搐

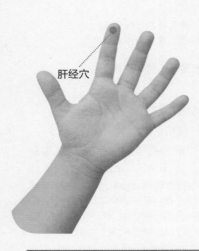

肝经穴

● 组合疗法

肝经配天河水、涌泉 } 烦躁不安、惊厥、夜啼、发热、目赤

肝经配风池、肝俞、太阳 } 红眼病

- **● 穴位定位** 位于食指末节螺纹面。
- **● 功效说明** 具有息风镇惊、养心安神的作用。
- **● 主治疾病** 主治小儿惊厥、抽搐、烦躁不安、夜啼、癫痫、发热、口苦、咽干、目赤等症状。
- **● 推拿方法** 用拇指螺纹面顺时针旋转推动小儿的食指螺纹面称为补肝经。由食指掌面末节指纹推向指尖称为清肝经。补肝经和清肝经统称推肝经，推100～500下。每天坚持，可缓解小儿惊厥、抽搐、烦躁不安等。

心经穴

—— 养心安神退高热

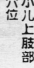

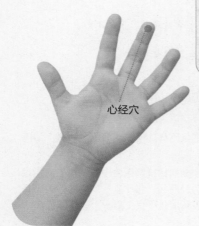

心经穴

● 组合疗法

心经配肝经、小肠经、小天心、天河水 } 热性及神志异常病

心经配心俞 } 夜啼、失眠

- **● 穴位定位** 位于中指末节螺纹面。
- **● 功效说明** 具有养心安神、清热除烦的作用。
- **● 主治疾病** 身热无汗、高热神昏、五心烦热、口舌生疮、小便赤涩、惊烦不宁、夜啼、失眠等疾病。
- **● 推拿方法** 一手托住小儿的手掌，用另一手拇指螺纹面顺时针旋转推动小儿的中指螺纹面称为补心经，推100～500下。每天坚持推拿，可缓解发热、惊烦不宁、小便赤涩。

大肠经穴

—— 清利肠腑导积滞

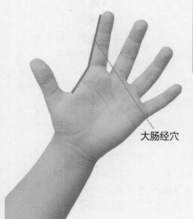

大肠经穴

● **组合疗法**

大肠经配关元、外劳宫、三关 } *脾虚泄泻、脱肛*

大肠经配脾经、胃经、六腑、腹 } *积滞、便秘*

● **穴位定位** 位于食指桡侧缘，自食指尖至虎口成一直线。

● **功效说明** 具有清利肠腑、消食导滞的作用。

● **主治疾病** 虚寒腹泻、脱肛、大便秘结等疾病。

● **推拿方法** 一手托住小儿的手掌，用另一手拇指螺纹面从小儿的虎口直线推向食指指尖为清，称清大肠。反之为补，称补大肠。分别推 100～500 下。每天坚持推拿，可缓解腹泻、脱肛、便秘等疾病。

肾经穴

—— 补肾益脑治遗尿

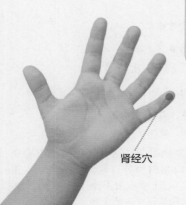

肾经穴

● **组合疗法**

肾经配脾经、百会、三关、神阙 } *遗尿、脱肛*

肾经配肾俞、关元 } *肾虚证*

● **穴位定位** 位于小指末节螺纹面。

● **功效说明** 具有补肾益脑的作用。

● **主治疾病** 先天不足、久病虚弱、肾虚腹泻、尿多、小便黄短、遗尿等疾病。

● **推拿方法** 一手托住小儿的手掌，用另一手拇指螺纹面顺时针旋转推动小儿小指螺纹面为补肾经。由小指指根推向指尖称为清肾经。一般多用补法，推 100～500 下。每天坚持推拿，可缓解腹泻、尿多、遗尿等疾病。

胃经穴

—— 和胃降逆泻胃火

● **组合疗法**

| 胃经配脾经、天柱、板门 | } 脾胃湿热所引起的上逆呕恶 |
| 胃经配大肠经、六腑、天枢、七节骨 | } 胃肠实热、脘腹胀满、发热烦渴 |

胃经穴

● **穴位定位** 位于拇指掌侧第一节。

● **功效说明** 具有和胃降逆泻胃火的作用。

● **主治疾病** 呕吐、嗳气、烦渴善饥、消化不良、食欲不振、吐血等疾病。

● **推拿方法** 用拇指螺纹面顺时针旋转推动小儿胃经，称为补胃经；双手拇指自小儿掌根推至拇指根部，称为清胃经。补胃经和清胃经统称推胃经，可推100～500下。坚持推拿，可缓解呕吐、嗳气、消化不良等病症。

小肠经穴

—— 温补下焦治遗尿

● **组合疗法**

| 小肠经配天河水 | } 小便赤涩 |
| 小肠经配关元、肾俞 | } 遗尿、多尿 |

小肠经穴

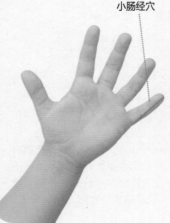

● **穴位定位** 位于小指尺侧缘，自指尖至指根成一直线。

● **功效说明** 具有温补下焦、清热利尿的作用。

● **主治疾病** 小便短赤不利、尿闭、遗尿、发热等疾病。

● **推拿方法** 一手托住小儿的手掌，用另一手拇指指腹从小儿指尖推向指根为补，称为补小肠经，推100～300下。以上手法每天操作1～2次，可缓解尿闭、遗尿等泌尿系统疾病。

三焦经穴

—— 和胃助运治腹胀

● 组合疗法

三焦经配小肠经、六腑 } 发热

三焦经配心经、膊阳池、二马 } 小便赤涩

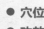
三焦经穴

● **穴位定位** 位于无名指掌面近掌节。

● **功效说明** 具有和胃助运、清热消食的作用。

● **主治疾病** 食积内热、腹胀哭闹、全身壮热、小便赤黄、大便硬结等疾病。

● **推拿方法** 用拇指指甲掐按三焦经 3 ~ 5 次，再以拇指指腹按压三焦经向掌心方向推按 50 ~ 100 次，最后以拇指指端以顺时针方向揉按三焦经 50 ~ 100 次。以上手法每天操作 1 ~ 2 次，可缓解腹胀、小便赤黄、大便硬结。

六腑穴

—— 清热解毒治多汗

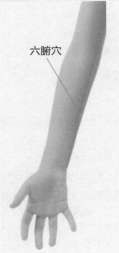
六腑穴

● 组合疗法

六腑配肺经、心经、肝经、脊柱 } 一切实热证

六腑配脾经、胃经、大肠经、腹 } 积滞、便秘

● **穴位定位** 位于前臂尺侧，阴池至肘成一直线。

● **功效说明** 具有清热解毒、消肿止痛的作用。

● **主治疾病** 发热多汗、惊厥、口疮、面肿、咽痛、便秘、木舌、腮腺炎等一切实热病症。

● **推拿方法** 用拇指指腹自肘推向腕，称退六腑或推六腑，推 100 ~ 300 次。力度由轻至重，再由重至轻。长期坚持推拿，可缓解发热多汗、咽喉肿痛、便秘等病症。

洪池穴

—— 调和气血止痹痛

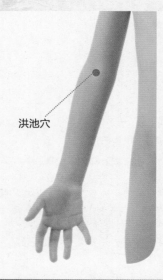

洪池穴

● **组合疗法**

洪池配曲池、合谷、天河水 } 关节疼痛

洪池配球后 } 调理气血

● **穴位定位** 位于肘关节内侧，肘横纹中点。

● **功效说明** 具有调和气血止痹痛的作用。

● **主治疾病** 气血不和、关节痹痛等病症。

● **推拿方法** 用拇指按在洪池穴上，以顺时针方向揉按100～300次，力度由轻而重，再由重而轻。长期坚持推拿，可缓解气血不和、关节痹痛等疾病。

大横纹穴

—— 行滞消食治腹胀

● **组合疗法**

大横纹配天河水 } 咳喘、胸闷

大横纹配外劳宫、板门 } 腹胀、腹泻

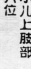

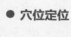

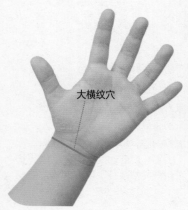

大横纹穴

● **穴位定位** 位于仰掌腕掌侧横纹。近拇指端称阳池，近小指端称阴池。

● **功效说明** 具有行滞消食、养心安神的作用。

● **主治疾病** 主治腹胀、腹泻、呕吐、痢疾、食积等疾病。

● **推拿方法** 用双手拇指指腹从患儿大横纹中点，由总筋向两旁推，称为分阴阳。自阳池、阴池向总筋合推，称为合阴阳。统称推阴阳，推200～300下。长期坚持推拿，可缓解腹胀、腹泻等疾病。

小横纹穴

—— 清热散结治口疮

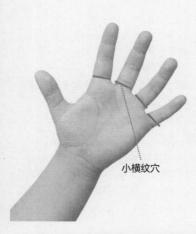

小横纹穴

● **组合疗法**

小横纹配心经、心俞 }	烦躁不安
小横纹配掌小横纹、少商 }	口疮

● **穴位定位** 位于掌面上食指、中指、无名指、小指掌关节横纹处。

● **功效说明** 具有清热散结、消食化积的作用。

● **主治疾病** 主治烦躁、口疮、唇裂、腹胀等疾病。

● **推拿方法** 用拇指指甲逐渐用力掐按小横纹,称为掐小横纹,掐3～5次。再用拇指指腹侧推小横纹,称为推小横纹,推50～100次。以上操作手法每天操作1～2次,可有效缓解口疮、腹胀等疾病。

掌小横纹穴

—— 宽胸宣肺止咳喘

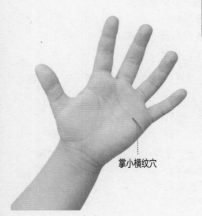

掌小横纹穴

● **组合疗法**

掌小横纹配小横纹、少商 }	口疮
掌小横纹配肺经、板门、天门 }	咳喘

● **穴位定位** 位于掌面小指根下,尺侧掌纹头。

● **功效说明** 具有宽胸宣肺、化痰止咳的作用。

● **主治疾病** 主治痰热喘咳、口舌生疮、顿咳流涎等疾病。

● **推拿方法** 用拇指指腹以顺时针方向揉按掌小横纹50～100次,每天操作1～2次,可缓解口疮、流涎、咳喘等疾病。

内劳宫穴

—— 清热除烦治口疮

● 组合疗法

内劳宫配心经、天河水、脊柱	} 心经实热
内劳宫配天河水、二马	} 阴虚内热

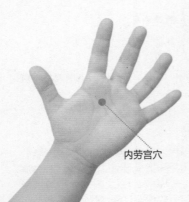

内劳宫穴

● **穴位定位** 位于手掌心，当第二、第三掌骨之间偏于第三掌骨，握拳屈指时中指尖处。

● **功效说明** 具有清热除烦、疏风解表的作用。

● **主治疾病** 主治口疮、发热、烦躁、受惊、感冒、抽搐。

● **推拿方法** 一手持小儿的手，另一手拇指指腹按压在内劳宫上，以顺时针的方向揉按100～300下。长期推拿，可缓解口舌生疮、发热、烦躁等病症。

小天心穴

—— 镇惊安神止抽搐

● 组合疗法

小天心配心经、小肠经、天河水	} 发热、小便短赤、目赤肿痛
小天心配肝经、百会、人中、老龙	} 惊厥、抽搐、烦躁不安、夜啼

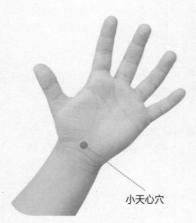

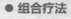

小天心穴

● **穴位定位** 位于大小鱼际交界处凹陷中，内劳宫之下，总筋之上。

● **功效说明** 具有镇惊安神、消肿止痛的作用。

● **主治疾病** 主治目赤肿痛、口疮、惊厥抽搐、夜啼、发热。

● **推拿方法** 一手持小儿四指，使掌心向上，另一手的食指、中指指端揉按小天心100～300下，再用拇指指甲逐渐用力掐按此穴3～5下，可改善目赤肿痛、惊厥抽搐等疾病。

外劳宫穴

—— 温阳散寒治感冒

● 组合疗法

| 外劳宫配天门、坎宫、耳后高骨 | } 外感实寒证 |
| 外劳宫配三关、神阙、关元 | } 虚寒里证 |

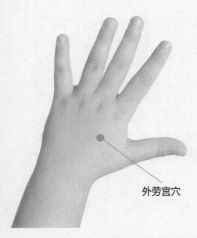

外劳宫穴

- ● **穴位定位** 位于手背侧，第二、第三掌骨之间，掌指关节后0.5寸（指寸）。
- ● **功效说明** 具有温阳散寒、健脾养胃的作用。
- ● **主治疾病** 主治外感风寒、腹胀、腹痛、腹泻、咳嗽。
- ● **推拿方法** 一手持小儿的手，另一手拇指指端按压在外劳宫上，以顺时针的方向揉按100～300下，再用拇指指甲逐渐用力掐按外劳宫3～5下。以上手法每天操作1～2次，可缓解感冒、腹胀、腹痛、腹泻等疾病。

外八卦穴

—— 宽胸理气通血脉

外八卦穴

● 组合疗法

| 外八卦配腹、膻中 | } 气机不畅诸证 |
| 外八卦配胃经、脾经、胃俞、脾俞 | } 腹胀、便秘 |

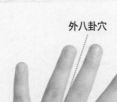

- ● **穴位定位** 位于手背外劳宫周围，与内八卦相对处。
- ● **功效说明** 具有宽胸理气、通滞散结的作用。
- ● **主治疾病** 主治胸闷、腹胀、便秘、咳喘等疾病。
- ● **推拿方法** 使小儿的掌心向下，用拇指指尖做顺时针方向掐运，称顺运外八卦。用拇指指尖做逆时针方向掐运，则称逆运外八卦。各操作50～100次。可改善胸闷、腹胀、便秘等疾病。

内八卦穴

—— 宽胸利膈平咳喘

内八卦穴

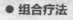

● 组合疗法

内八卦配脾经、肺经、板门、中脘	} 咳嗽、胸闷、腹胀
内八卦配脾经、肺经、三关、天柱	} 痰喘、呕吐

- **● 穴位定位** 位于手掌面，位于以掌心为圆心，以圆心至中指根横纹的2/3处为半径所做的圆周内。
- **● 功效说明** 具有宽胸利膈、降气平喘的作用。
- **● 主治疾病** 咳嗽、痰喘、胸闷、呃逆、呕吐、泄泻、腹胀。
- **● 推拿方法** 用食指、中指两指指腹按压在掌心上，以顺时针的方向运揉，称顺运内八卦；反之，以逆时针方向运揉，称逆运内八卦。顺时针、逆时针均运100～500次，可缓解咳嗽、胸闷、呃逆等疾病。

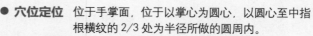

总筋穴

—— 散结止痉治惊厥

● 组合疗法

总筋配心经、天河水	} 口舌生疮、发热烦躁、潮热、牙痛
总筋配小天心	} 惊厥、抽搐、夜啼

- **● 穴位定位** 位于掌侧腕横纹中点，正对中指处。
- **● 功效说明** 具有散结止痉、清热利尿的作用。
- **● 主治疾病** 口舌生疮、潮热、夜啼、惊厥、抽搐、小便赤涩、牙痛、发热烦躁等疾病。
- **● 推拿方法** 用拇指指端揉按总筋，称为揉总筋，以顺时针的方向操作50～100下。再用拇指指甲掐此穴，称为掐总筋，操作3～5下。以上手法每天操作1～2次，可缓解口舌生疮、惊厥、抽搐等病症。

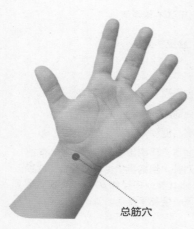

总筋穴

板门穴

—— 健脾和胃治腹胀

● 组合疗法

板门配腹、中脘、脊柱 } 食积、腹胀、消化不良

板门配天柱、中脘 } 呕吐

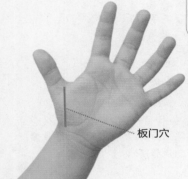

板门穴

● **穴位定位** 位于手掌大鱼际表面（双手拇指近侧，在手掌肌肉隆起处）。

● **功效说明** 具有健脾和胃、消食化积的作用。

● **主治疾病** 食积、腹胀、呕吐、泄泻、气喘、嗳气等疾病。

● **推拿方法** 用拇指指端揉按小儿大鱼际，称为揉板门或运板门，以顺时针方向揉 100 ～ 300 下。再用推法自指根推向横纹 100 ～ 300 下。以上操作手法每天操作 2 ～ 3 次，可缓解腹胀、呕吐、泄泻等疾病。

端正穴

—— 降逆止呕治痢疾

● 组合疗法

端正配老龙、肝经 } 小儿惊厥

端正配板门、中脘 } 呕吐

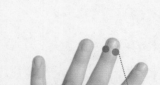

端正穴

● **穴位定位** 位于中指指甲根两侧，近中指第二指间关节赤白肉际处，桡侧称左端正，尺侧称右端正。

● **功效说明** 具有降逆止呕、调理肠道的作用。

● **主治疾病** 水泻、痢疾、小儿惊厥、呕吐等疾病。

● **推拿方法** 一手持小儿的手，掌心向下，用另一手拇指、食指指甲对掐端正穴 3 ～ 5 次。再用拇指、食指指腹对揉左右端正穴 50 ～ 100 次。以上手法每日操作 1 ～ 2 次，可缓解水泻、痢疾、小儿惊厥等疾病。

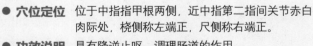

老龙穴

—— 醒神开窍治惊厥

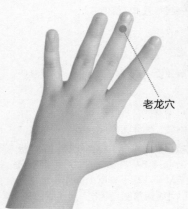

老龙穴

● **组合疗法**

老龙配十宣、端正、百会	} 神志方面的急症、重症
老龙配十宣、人中	} 人事不省、惊厥、抽搐

● **穴位定位** 位于中指指甲根正中后 0.1 寸处。

● **功效说明** 具有醒神开窍、清热解痉的作用。

● **主治疾病** 急惊厥、高热、抽搐、昏厥等疾病。

● **推拿方法** 一手持小儿的手，用另一手的拇指指甲掐按老龙，称为掐老龙，掐 3～5 下即见效果，可缓解惊厥、高热、抽搐、昏厥等疾病。

少商穴

—— 宣肺解郁止呕吐

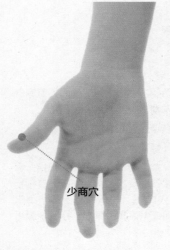

少商穴

● **组合疗法**

少商配掌小横纹、小横纹	} 口疮
少商配商阳	} 发热

● **穴位定位** 位于手拇指末节桡侧，距指甲角 0.1 寸（指寸）。

● **功效说明** 具有宣肺解郁、清热止呕的作用。

● **主治疾病** 肺系疾病，如喉肿、喉痛、痰慌、心烦不安、口渴引饮、掌热、口疮、呕吐、胸闷等疾病。

● **推拿方法** 一手持患儿的手，掌心向上，用另一手拇指指甲掐按少商，称为掐少商，掐 3～5 次。坚持推拿，可缓解呕吐、心烦不安、胸闷等病症。

商阳穴

—— 清热泻火治疟疾

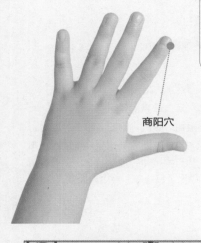

商阳穴

● **组合疗法**

商阳配合谷、少商 } 咽喉肿痛、目赤肿痛

少商配商阳 } 发热

● **穴位定位** 位于手食指末节桡侧，距指甲角0.1寸（指寸）。

● **功效说明** 具有清热泻火、宣肺止咳的作用。

● **主治疾病** 寒热疟疾、身热无汗、耳聋、面肿、口干、胸闷、喘咳等疾病。

● **推拿方法** 一手持患儿的手，掌心向下，用另一手拇指指甲重掐商阳，称为掐商阳，掐3～5次。每天坚持推拿，可缓解寒热疟疾、面肿、胸闷、咳喘等病症。

中冲穴

—— 中暑休克显奇效

● **组合疗法**

中冲配商阳 } 耳聋、时不闻音

中冲配大椎、合谷 } 小儿惊厥

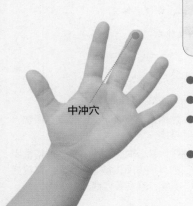

中冲穴

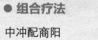

● **穴位定位** 位于手中指末节尖端中央。

● **功效说明** 具有清热开窍、清心通络的作用。

● **主治疾病** 中暑、休克、身热烦闷、恶寒无汗、五心烦热、口疮等疾病。

● **推拿方法** 一手持患儿的手，掌心向上，用另一手拇指指甲重掐中冲，称为掐中冲，掐3～5次，可治中暑、休克，缓解五心烦热、口疮等病症。

关冲穴

—— 晕车呕吐特效穴

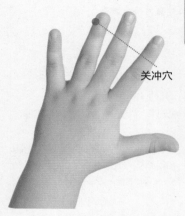

关冲穴

● **组合疗法**

关冲配人中、劳宫 } 中暑

关冲配风池、商阳 } 热证无汗

● **穴位定位** 位于无名指末节尺侧，距指甲角0.1寸（指寸）。

● **功效说明** 具有泻热开窍、活血通络的作用。

● **主治疾病** 头痛、口干、喉痛、嗳气、呕吐、晕车等疾病。

● **推拿方法** 一手持患儿的手，掌心向下，用另一手拇指指甲重掐关冲穴，称为掐关冲，掐3～5次，可缓解呕吐、晕车。每天坚持推拿，可缓解头痛、喉痛、嗳气等疾病。

少泽穴

—— 清热利咽治昏厥

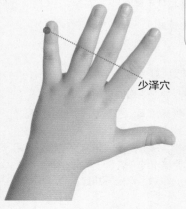

少泽穴

● **组合疗法**

少泽配人中 } 热证、昏迷、休克

少泽配少商、关冲 } 咽喉肿痛

● **穴位定位** 位于手小指末节尺侧，距指甲角0.1寸（指寸）。

● **功效说明** 具有清热利咽、通络开窍的作用。

● **主治疾病** 身热无汗、手足抽搐、咳嗽有痰、头痛、喉痹、重舌、口疮等疾病。

● **推拿方法** 一手持患儿的手，掌心向下，用另一手拇指指甲重掐少泽穴，称为掐少泽，掐3～5次，可缓解昏厥、抽搐、头痛、喉痹等疾病。

二马穴

—— 顺气散结利下焦

● **组合疗法**

二马配肾经	⎱ 肾阴虚证
二马配膻中、小横纹、肺俞、肾经	⎱ 久咳、久喘

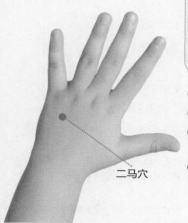

二马穴

- ● **穴位定位** 位于手背，无名指及小指掌指关节后凹陷中。
- ● **功效说明** 具有顺气散结、利水通淋的作用。
- ● **主治疾病** 牙痛、小便赤涩、小便淋漓、虚热咳喘、阴虚内热、烦躁不安等病症。
- ● **推拿方法** 用拇指指甲重掐二马，称为掐二马，掐3～5下。再用拇指指腹稍用力旋转按揉此穴，称为揉二马，揉50～100下。以上手法每天操作1～2次，可缓解牙痛、小便赤涩、小便淋漓等疾病。

五指节穴

—— 安神镇惊通关窍

● **组合疗法**

五指节配老龙、十宣、百会	⎱ 神志异常的重症急救
五指节配八卦、膻中	⎱ 胸闷、痰喘、咳嗽

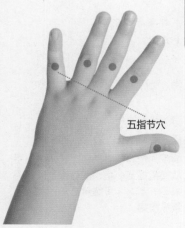

五指节穴

- ● **穴位定位** 位于掌背面五指的第一关节处。
- ● **功效说明** 具有安神镇惊通关窍的作用。
- ● **主治疾病** 惊悸不安、惊厥、吐涎沫、咳嗽、风痰、抽搐、夜啼、不寐等疾病。
- ● **推拿方法** 用拇指尖端依次从拇指掐至小指，称为掐五指节，掐3～5下。再用拇指指腹以顺时针的方向依次从小儿的拇指按揉至小指，称揉五指节，揉200～300下。每天操作1～2次，可缓解惊厥、吐涎沫、咳嗽等疾病。

二扇门穴

—— 清热解表治风寒

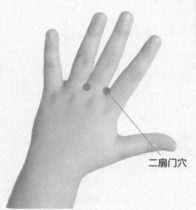

二扇门穴

- ● **组合疗法**

  二扇门配五指节、老龙 ⎱ 惊厥抽搐

  二扇门配风池、三关 ⎱ 高热无汗

- ● **穴位定位** 位于手背第三掌指关节近端两侧凹陷处。
- ● **功效说明** 具有清热解表、健脾养胃的作用。
- ● **主治疾病** 鼻出血、惊厥、呕吐、泄泻、身热无汗、抽搐、昏厥等疾病。
- ● **推拿方法** 用拇指指甲掐按二扇门，称为掐二扇门，重掐3～5下。再用拇指指端以顺时针的方向按揉二扇门，称为揉二扇门，揉100～300下。用揉法时要稍用力，速度宜快。每天坚持推拿，可缓解惊厥、呕吐、泄泻。

十宣穴

—— 醒神开窍治高热

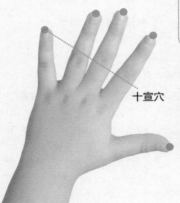

十宣穴

- ● **组合疗法**

  十宣配老龙、人中、脊柱 ⎱ 神志异常的重症

  十宣配五指节、威灵 ⎱ 惊厥、昏厥、抽搐

- ● **穴位定位** 位于手十指尖端，距指甲游离缘0.1寸（指寸），左右共十穴。
- ● **功效说明** 具有醒神开窍治高热的作用。
- ● **主治疾病** 高热惊厥、抽搐、烦躁不安、昏厥、神呆等。
- ● **推拿方法** 一手托着小儿的手，使其指尖稍向上，用另一手拇指指甲依次从拇指掐至小指，醒后即止，称为掐十宣，常规掐3～5次，可缓解高热、抽搐、烦躁不安、昏厥等疾病。

威灵穴

—— 醒神开窍治昏厥

● **组合疗法**

| 威灵配五指节、十宣 | 惊厥、昏厥、抽搐 |
| 威灵配人中 | 昏厥 |

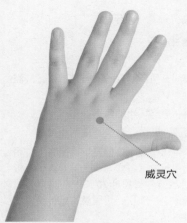

威灵穴

● **穴位定位** 位于手背,第二、第三掌骨交缝处。
● **功效说明** 具有醒神开窍、疏风解表的作用。
● **主治疾病** 急惊厥、昏迷不醒、头痛、耳鸣等疾病。
● **推拿方法** 用拇指指甲掐按威灵,称为掐威灵,重掐5～10下。再用拇指指端以顺时针的方向按揉威灵,称为揉威灵,揉100～200下。揉法要稍用力,速度宜快。每天坚持推拿,可缓解头痛、耳鸣、惊厥等疾病。

精宁穴

—— 行气化痰治咳嗽

● **组合疗法**

| 精宁配威灵、老龙 | 惊厥、昏厥、抽搐 |
| 精宁配肺经、膻中 | 行气化痰 |

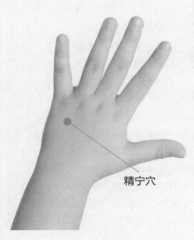

精宁穴

● **穴位定位** 位于手背,第四、第五掌骨交缝处。
● **功效说明** 具有行气化痰、宣肺止咳的作用。
● **主治疾病** 咳嗽痰多、疳积、痰喘、气吼、干呕、口眼㖞斜、惊厥、昏厥等疾病。
● **推拿方法** 用拇指指甲掐按精宁穴,称为掐精宁,重掐5～10下。再用拇指指端以顺时针的方向按揉精宁,称为揉精宁,揉100～200下。揉时要稍用力,速度宜快。每天坚持推拿,可缓解疳积、咳嗽、干呕等疾病。

合谷穴

—— 缓解牙痛合谷掐

● **组合疗法**

合谷配颊车、迎香 } 牙痛、面痛、面瘫

合谷配少商 } 咽喉肿痛

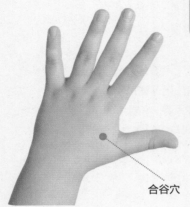

合谷穴

● **穴位定位** 位于手背，第一、第二掌骨间，当第二掌骨桡侧的中点处。

● **功效说明** 具有镇静止痛、通经活络的作用。

● **主治疾病** 外感头痛、头晕、耳鸣、鼻炎、扁桃体炎。

● **推拿方法** 一手握小儿的手，使其手掌侧置，桡侧在上，用另一手拇指指甲重掐合谷穴 3 ~ 5 下。再用拇指指端以顺时针的方向揉按此穴 50 ~ 100 下。以上手法每天操作 1 ~ 2 次，可缓解头痛、头晕、耳鸣、牙痛等疾病。

一窝风穴

—— 温中行气止惊厥

● **组合疗法**

一窝风配十宣、老龙、百会 } 神志方面的疾病

一窝风配肚角、三关、中脘 } 由受寒、食积等引起的腹痛

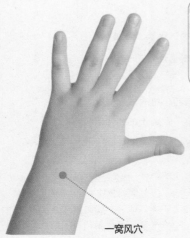

一窝风穴

● **穴位定位** 位于手背腕横纹正中凹陷处。

● **功效说明** 具有温中行气、疏风解表的作用。

● **主治疾病** 由受寒、食积等引起的腹痛和肠鸣、关节痹痛、伤风感冒、小儿惊厥、昏厥等疾病。

● **推拿方法** 一手握小儿的手，掌心向下，用另一手拇指指端以顺时针的方向揉按一窝风穴 100 ~ 300 下。每天坚持推拿，可缓解伤风感冒、小儿惊厥等疾病。

穴位 小儿上肢部

外关穴

—— 补阳益气止痹痛

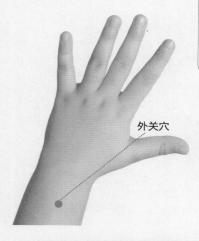

外关穴

● **组合疗法**

外关配天门、坎宫、太阳 } 头痛、目痛

外关配一窝风、外劳宫、曲池、天河水 } 上肢痹痛

● **穴位定位** 位于前臂背侧，当阳池与肘尖的连线上，腕背横纹上2寸，尺骨与桡骨之间。

● **功效说明** 具有补阳益气、消肿止痛的作用。

● **主治疾病** 手指疼痛、肩痛、头痛、目赤肿痛、耳鸣。

● **推拿方法** 一手握小儿的手，掌心向下，用另一手拇指指端以顺时针的方向揉按外关穴100～500下，力度稍重。每天坚持推拿，可缓解肘臂屈伸不利、头痛、目赤肿痛等疾病。

穴位 小儿上肢部

膊阳池穴

—— 解表利尿止头痛

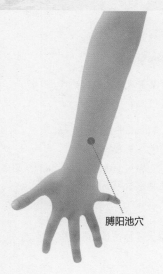

膊阳池穴

● **组合疗法**

膊阳池配七节骨、腹 } 便秘

膊阳池配太阳、百会、天门 } 感冒、头痛

● **穴位定位** 位于前臂背侧，当阳池与肘尖的连线上，腕背横纹上3寸，尺骨与桡骨之间。（膊阳池又称支沟。）

● **功效说明** 具有解表利尿、调理肠道的作用。

● **主治疾病** 感冒、头痛、大便秘结、小便赤涩等疾病。

● **推拿方法** 一手握小儿的手，掌心向下，用另一手拇指指甲重掐膊阳池3～5下。再用拇指指端以顺时针的方向揉按此穴50～100下。每天坚持推拿，以上手法每天操作1～2次，可缓解感冒、头痛、便秘等疾病。

内关穴

—— 宁心安神配神门

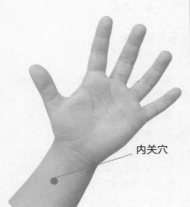

内关穴

● **组合疗法**

内关配足三里、中脘、腹、脾俞 ⎬ 小儿胃痛、呕吐

内关配外关、曲池、三关、合谷 ⎬ 上肢痹痛

● **穴位定位** 位于前臂掌侧，当曲泽与大陵的连线上，腕横纹上2寸，掌长肌腱与桡侧腕屈肌腱之间。

● **功效说明** 具有宁心安神、理气镇痛的作用。

● **主治疾病** 心痛、心悸、胸闷、胃痛、呕吐、上肢痹痛等。

● **推拿方法** 一手握小儿的手，掌心向上，用另一手拇指指端以顺时针的方向揉按内关穴100～500下。每天坚持推拿，可缓解心痛、心悸、胃痛等疾病。

三关穴

—— 温阳散寒治感冒

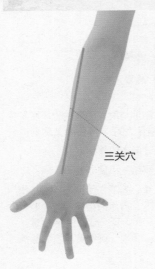

三关穴

● **组合疗法**

三关配脾经、关元、脊柱 ⎬ 虚寒诸证

三关配肺经、二扇门 ⎬ 感冒风寒、恶寒无汗

● **穴位定位** 位于前臂桡侧，阳池至曲池成一直线。

● **功效说明** 具有温阳散寒、发汗解表的作用。

● **主治疾病** 发热、恶寒、无汗和气血虚弱、病后体虚、阳虚肢冷、疹出不透及感冒风寒等虚寒病证。

● **推拿方法** 一手托住小儿的手腕，合并另一手的食指、中指，用两指指腹从小儿手腕推向肘部，称推三关，推100～300下。每天坚持推拿，可缓解发热、感冒、风寒等疾病。

天河水穴

—— 清热解表除心烦

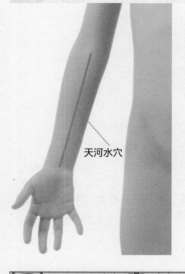

天河水穴

● **组合疗法**

天河水配六腑、脊柱 } 实热证

天河水配肺经、天门、坎宫、太阳 } 外感发热

● **穴位定位** 位于前臂正中，自腕至肘成一直线。

● **功效说明** 具有清热解表、泻火除烦的作用。

● **主治疾病** 外感发热、五心烦热、口燥咽干、唇舌生疮、夜啼、感冒、头痛等疾病。

● **推拿方法** 用食指、中指指腹从小儿的手腕推向手肘，称清天河水。再用食指、中指从总筋开始，一起一落地弹打，直至肘部，称弹打天河水。操作 100～500 下。每天坚持推拿，可缓解发热、感冒、头痛等疾病。

曲池穴

—— 解表退热治感冒

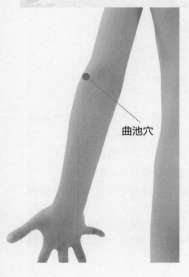

曲池穴

● **组合疗法**

曲池配肩井、天门、坎宫 } 风热感冒、咽喉肿痛

曲池配肺俞、膻中、天突 } 咳喘

● **穴位定位** 位于肘横纹外侧端，屈肘，当尺泽与肱骨外上髁连线中点。

● **功效说明** 具有解表退热、宣肺止咳的作用。

● **主治疾病** 风热感冒、咽喉肿痛、抽搐、咳喘等疾病。

● **推拿方法** 使小儿的手自然平放于身侧，用拇指指腹按压在小儿曲池穴上，以顺时针的方向揉按 100 下。每天坚持推拿，可缓解风热感冒、咽喉肿痛等疾病。

肾顶穴

—— 固表止汗敛元气

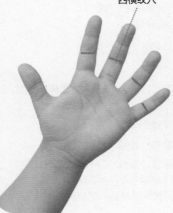

肾顶穴

● **组合疗法**

肾顶配心俞、内劳宫 } **盗汗**

肾顶配大椎 } **盗汗、劳热**

● **穴位定位** 位于小指顶端。

● **功效说明** 具有固表止汗、收敛元气的作用。

● **主治疾病** 自汗、盗汗或大汗淋漓不止等病症。

● **推拿方法** 一手托住小儿手掌，掌心向上，用另一手拇指指端以顺时针方向按揉小儿小指顶端，称为揉肾顶，揉 100 ～ 500 下。每天坚持推拿，可缓解自汗、盗汗、大汗淋漓不止等病症。

四横纹穴

—— 退热除烦治疳积

四横纹穴

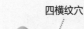

● **组合疗法**

四横纹配脾经、脊柱、腹 } **疳积**

四横纹配脾经、中脘 } **消化不良**

● **穴位定位** 位于掌面，食指、中指、无名指、小指第一指间关节的 4 条横纹。

● **功效说明** 具有退热除烦、散结消食的作用。

● **主治疾病** 儿童疳积、消化不良、腹胀、厌食、咳喘。

● **推拿方法** 用拇指指端从小儿食指横纹处依次掐揉至小指横纹，称掐四横纹，掐揉 3 ～ 5 下。再让小儿四指并拢，用拇指指腹从食指横纹推向小指横纹处，称推四横纹，推 100 ～ 300 下。每天坚持，可缓解消化不良。

尺泽穴

—— 清泻肺热平喘咳

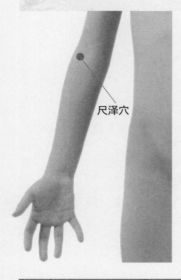

尺泽穴

● **组合疗法**

尺泽配中府、肺俞 } **咳嗽**

尺泽配委中 } **哮喘**

● **穴位定位** 位于肘横纹中，肱二头肌腱桡侧凹陷处。

● **功效说明** 具有清肺热、平喘咳的作用。

● **主治疾病** 气管炎、咳嗽、咯血、过敏、膝关节疼痛。

● **推拿方法** 用拇指弹拨尺泽穴 50 ~ 100 次。每天一次，能防治气管炎、咳嗽、咯血、过敏、膝关节疼痛等。

列缺穴

—— 头项疾病列缺强

● **组合疗法**

列缺配下关、颊车、合谷 } **牙龈肿胀、疼痛**

列缺配照海 } **咽喉肿痛**

列缺穴

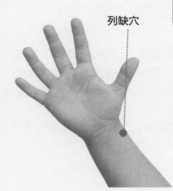

● **穴位定位** 位于前臂桡侧缘，桡骨茎突上方，腕横纹上 1.5 寸，当肱桡肌与拇长展肌腱之间。

● **功效说明** 具有止咳平喘、通经活络的作用。

● **主治疾病** 肺部疾病、头痛、颈痛、咽痛。

● **推拿方法** 用拇指旋转揉按或弹拨列缺穴 50 ~ 100 次。每天坚持推拿，能清泻肺热，治疗肺部疾病、头痛。

经渠穴

—— 宣肺平喘气顺畅

● **组合疗法**

经渠配太渊、尺泽 } 咳嗽、气喘

经渠配丘墟 } 咳嗽

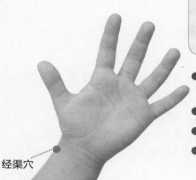

经渠穴

● **穴位定位** 位于前臂掌面桡侧，桡骨茎突与桡动脉之间凹陷处，腕横纹上1寸。

● **功效说明** 具有宣肺利咽、降逆平喘的作用。

● **主治疾病** 肺部疾病、前臂冷痛、疟疾。

● **推拿方法** 用拇指弹拨经渠穴50～100次。每天坚持推拿，能防治肺部疾患。

太渊穴

—— 止咳化痰调心脉

● **组合疗法**

太渊配肺俞、尺泽、中府 } 支气管炎、咳嗽

太渊配尺泽、鱼际、肺俞 } 咳嗽，咳血，胸痛

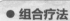

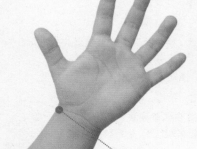

太渊穴

● **穴位定位** 位于腕掌侧横纹桡侧，桡动脉搏动处。

● **功效说明** 具有止咳化痰、通调血脉的作用。

● **主治疾病** 咯血、胸闷、手掌冷痛麻木、流行性感冒、支气管炎、失眠。

● **推拿方法** 用拇指弹拨太渊穴3～5分钟。长期坚持推拿，可改善胸闷、手掌冷痛麻木、流行性感冒。

阳溪穴

—— 头痛耳鸣不用愁

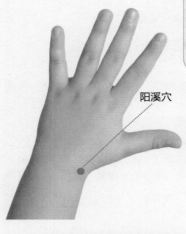

阳溪穴

● **组合疗法**

阳溪配阳谷 } 目赤肿痛

阳溪配解溪 } 心悸、怔忡

● **穴位定位** 位于腕背横纹桡侧，手拇指向上跷起时，当拇短伸肌腱与拇长伸肌腱之间的凹陷中。

● **功效说明** 具有清热散风、舒筋利节的作用。

● **主治疾病** 头痛、咽部及口腔疾病、目赤肿痛、耳鸣。

● **推拿方法** 用手轻握小儿手背，弯曲拇指，用拇指指腹稍用力旋转按揉阳溪穴 1～3 分钟。每天坚持推拿，能够治疗头痛、咽部及口腔疾病、目赤肿痛、耳鸣。

上廉穴

—— 防治肩痛理肠胃

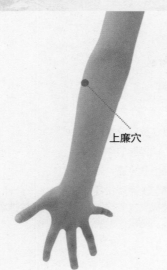

上廉穴

● **组合疗法**

上廉配下廉 } 小便黄

上廉配下廉、足三里 } 腹胀、腹痛

● **穴位定位** 位于前臂背面桡侧，当阳溪与曲池连线上，肘横纹下 3 寸处。

● **功效说明** 具有防治肩痛、调理肠胃的作用。

● **主治疾病** 腹痛、上肢痹痛、肠鸣泄泻。

● **推拿方法** 用拇指弹拨上廉穴 50～100 次。每天坚持推拿，能改善肠鸣泄泻。

下廉穴

—— 肠胃舒畅胃口好

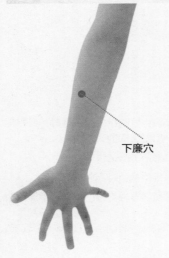

下廉穴

● **组合疗法**

下廉配头维、神庭 } 头痛、目痛

下廉配丘墟 } 狂言

● **穴位定位** 位于前臂背面桡侧，当阳溪与曲池连线上，肘横纹下4寸。

● **功效说明** 具有调理肠胃、通经活络的作用。

● **主治疾病** 腹痛、腹胀、前臂痛、头痛。

● **推拿方法** 用拇指按揉下廉穴，再弹拨下廉穴1～3分钟。每天坚持推拿，能够治疗腹痛、腹胀、前臂痛等疾病。

极泉穴

—— 健脑强心调血脉

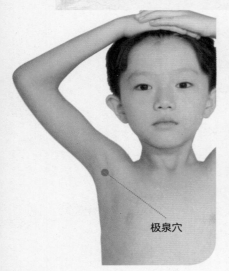

极泉穴

● **组合疗法**

极泉配肩髃、曲池 } 肩臂痛

极泉配少海 } 腋痛

● **穴位定位** 位于腋窝顶点，腋动脉搏动处。

● **功效说明** 具有健脑强心调血脉的作用。

● **主治疾病** 心烦、胸闷、上肢冷痛、咽干。

● **推拿方法** 先用拇指指腹匀速回旋按揉极泉穴2～3分钟，再以手掌推擦极泉穴2～3分钟。每天坚持推拿，能够治疗心烦、胸闷、上肢冷痛、咽干。

青灵穴

—— 治肘臂痛经验穴

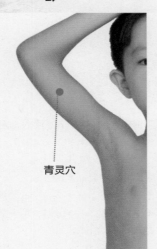

青灵穴

● **组合疗法**

青灵配肩髃、曲池 } 肩臂痛

青灵配内关 } 理气止痛

● **穴位定位** 位于臂内侧，当极泉与少海的连线上，肘横纹上3寸，肱二头肌的内侧沟中。

● **功效说明** 具有理气止痛、宽胸宁心的作用。

● **主治疾病** 上肢痹痛、胁痛、头痛。

● **推拿方法** 先用拇指指腹按压青灵穴2～3分钟，再用拇指指腹垂直向下揉按青灵穴2～3分钟。每天坚持推拿，能防治上肢痹痛。

少海穴

—— 下气通络治牙痛

少海穴

● **组合疗法**

少海配曲池 } 手臂挛痛

少海配后溪 } 手颤、肘臂疼痛

● **穴位定位** 屈肘，位于肘横纹内侧端与肱骨内上髁连线的中点处。

● **功效说明** 具有理气通络、益心安神的作用。

● **主治疾病** 前臂麻木、头痛、牙痛。

● **推拿方法** 先用拇指指腹匀速回旋按揉少海穴2～3分钟，再用拇指指腹按压少海穴2～3分钟。每天坚持推拿，能防治前臂麻木、牙痛。

神门穴

—— 宁心安神治失眠

● **组合疗法**

神门配内关、心俞 } **心痛**

神门配支正 } **失眠**

● **穴位定位** 位于腕部，腕掌侧横纹尺侧端，尺侧腕屈肌腱的桡侧凹陷处。

● **功效说明** 具有益心安神、通经活络的作用。

● **主治疾病** 失眠、惊悸、胸胁痛、前臂麻木。

● **推拿方法** 先以拇指指腹按压神门穴2～3分钟，再用拇指指腹匀速回旋按揉神门穴2～3分钟。每天坚持推拿，能防治前臂麻木、失眠。

神门穴

少府穴

—— 心悸无忧找少府

● **组合疗法**

少府配内关、郄门 } **悲恐善惊、心悸、胸痛**

少府配心俞 } **镇痛止痒、清心泻热**

● **穴位定位** 位于手掌面第四、第五掌骨之间，握拳时，当小指尖处。

● **功效说明** 具有清心泻热、理气活络的作用。

● **主治疾病** 失眠、心悸、胸痛、小便不利、遗尿、手掌麻木。

● **推拿方法** 先以一手四指轻握小儿手背，弯曲拇指，以拇指指腹按压少府穴2～3分钟，再以拇指指腹按揉少府穴2～3分钟。每天坚持推拿，能改善失眠、心悸、胸痛、手掌麻木。

少府穴

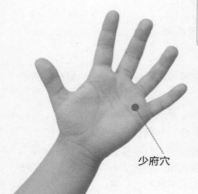

少冲穴

—— 昏迷惊厥掐少冲

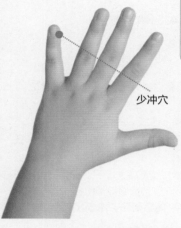

少冲穴

● **组合疗法**

少冲配太冲、中冲、大椎 〉热证、昏迷

少冲配人中 〉昏厥

● **穴位定位** 位于手小指末节桡侧，距指甲角0.1寸（指寸）。

● **功效说明** 具有清热息风、醒神开窍的作用。

● **主治疾病** 心痛、惊厥、昏迷、胸膜炎、喉炎、热证、前臂疼痛。

● **推拿方法** 先以拇指、食指相对掐按少冲穴2～3分钟，再以拇指指腹揉按少冲穴2～3分钟，最后以拇指尖端切压少冲穴2～3分钟。坚持推拿，能缓解心痛、惊厥、昏迷、胸膜炎、喉炎、热证、前臂疼痛等。

后溪穴

—— 颈椎疾病灵验穴

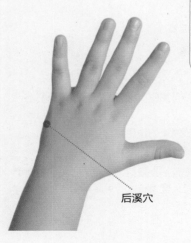

后溪穴

● **组合疗法**

后溪配列缺、悬钟 〉项强痛

后溪配天柱 〉颈项强直、落枕

● **穴位定位** 位于手掌尺侧，微握拳，当小指本节（第五掌指关节）后的远侧掌横纹头赤白肉际处。

● **功效说明** 具有清心安神、通经活络的作用。

● **主治疾病** 落枕、颈项强痛、鼻塞。

● **推拿方法** 先用拇指指腹按压后溪穴2～3分钟，再用拇指指腹稍用力旋转按揉后溪穴2～3分钟。每天坚持推拿，能够治疗落枕。

阳谷穴

—— 明目安神治耳鸣

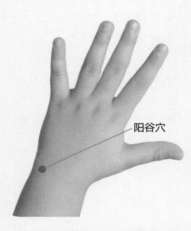

阳谷穴

● **组合疗法**

阳谷配曲池、外关 } 腕痛、上肢痿痹

阳谷配百会、涌泉 } 癫痫

● **穴位定位** 位于手腕尺侧，当尺骨茎突与三角骨之间的凹陷处。

● **功效说明** 具有明目安神、通经活络的作用。

● **主治疾病** 目赤肿痛、手腕痛、牙痛、肩痛、神经性耳聋、耳鸣。

● **推拿方法** 先以拇指指腹按揉阳谷穴2～3分钟，再以拇指与食指相对用力，用指腹掐揉阳谷穴2～3分钟。每天坚持推拿，能够明目安神，治疗手腕痛、耳鸣。

液门穴

—— 清火散热消炎症

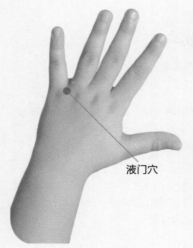

液门穴

● **组合疗法**

液门配中渚、阳池 } 手背痛

液门配鱼际 } 喉痹

● **穴位定位** 位于手背部，当第四、第五指间，指蹼缘后方赤白肉际处。

● **功效说明** 具有清火散热消炎的作用。

● **主治疾病** 中暑、昏迷、热证、心痛。

● **推拿方法** 用拇指指尖垂直掐按液门穴1～3分钟，以有刺痛感为佳。每天坚持推拿，可缓解中暑、热证。

中渚穴

—— 清热通络治耳病

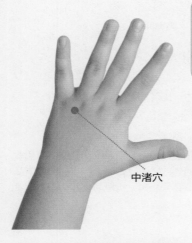

中渚穴

● **组合疗法**

中渚配八邪、外关 ｝ **手指不能屈伸**

中渚配听宫、翳风 ｝ **耳鸣、耳聋**

● **穴位定位**　位于手背部，当无名指本节（掌指关节）的后方，第四、第五掌骨间凹陷处。

● **功效说明**　具有清热通络、开窍益聪的作用。

● **主治疾病**　头痛、耳鸣、耳聋、头晕、咽喉痛、失眠。

● **推拿方法**　患儿手伸平，掌心向内，用拇指指腹匀速回旋按揉患儿中渚穴 1～3 分钟，以有酸胀感为佳。每天坚持推拿，可缓解耳鸣、耳聋。

阳池穴

—— 清热通络利三焦

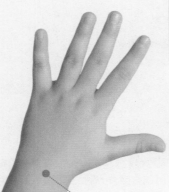

阳池穴

● **组合疗法**

阳池配外关、曲池 ｝ **前臂肌痉挛或麻痹**

阳池配少商、廉泉 ｝ **咽喉肿痛**

● **穴位定位**　位于腕背横纹中，当指伸肌腱的尺侧缘凹陷处。

● **功效说明**　具有清热通络的作用。

● **主治疾病**　肩背痛、手腕痛。

● **推拿方法**　先用拇指指腹按揉一侧阳池穴 1～3 分钟，以有刺痛的感觉为佳；再用掌心推揉一侧阳池穴 1～3 分钟。每天坚持，可缓解肩背痛、手腕痛。

曲泽穴

—— 清热解毒和脾胃

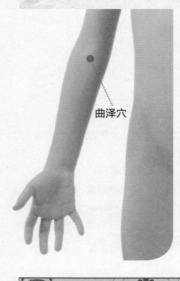

曲泽穴

● **组合疗法**

曲泽配委中、曲池 〕 高热中暑

曲泽配内关、中脘、足三里 〕 呕吐、胃痛

● **穴位定位** 位于肘横纹中，当肱二头肌腱的尺侧缘。
● **功效说明** 具有清心除烦的作用。
● **主治疾病** 心悸、心痛、烦躁。
● **推拿方法** 先用大拇指指腹按揉曲泽穴 1 ～ 3 分钟，再用食指关节顶压曲泽穴 1 ～ 3 分钟，以有酸、胀、痛的感觉为佳。每天坚持，可缓解心悸、心痛。

大陵穴

—— 清心宁神止呕吐

● **组合疗法**

大陵配劳宫 〕 失眠

大陵配外关、膊阳池 〕 腹痛、便秘

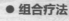

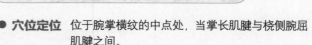

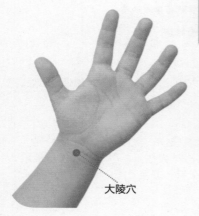

大陵穴

● **穴位定位** 位于腕掌横纹的中点处，当掌长肌腱与桡侧腕屈肌腱之间。
● **功效说明** 具有清心宁神的作用。
● **主治疾病** 癫狂、呕吐。
● **推拿方法** 用拇指指腹按揉大陵穴 1 ～ 3 分钟，有刺痛的感觉。用相同的方法按揉另一侧大陵穴。每天坚持，可缓解癫狂、呕吐。

委中穴

—— 脚下生风腰腿健

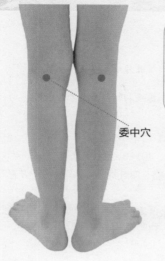

委中穴

● **组合疗法**

委中配百虫、老龙 } 惊厥抽搐

委中配足三里、后
承山、膝眼 } 下肢痿软

● **穴位定位** 位于腘横纹中点，当股二头肌腱与半腱肌肌腱中间。

● **功效说明** 具有舒筋活络、泻热清暑、息风止痉的作用。

● **主治疾病** 惊厥、抽搐、下肢痿软无力、腹痛、急性吐泻、小便不利、遗尿等疾病。

● **推拿方法** 用拇指指腹稍用力点按在委中穴，以顺时针的方向揉按200～300次，力度由轻至重，可缓解惊厥、抽搐、腹痛、遗尿、下肢痿软无力等疾病。

箕门穴

—— 清热利尿治水泻

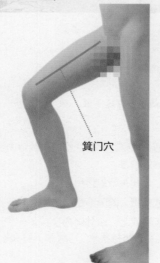

箕门穴

● **组合疗法**

箕门配关元、三阴交 } 尿潴留

箕门配小肠经 } 小便赤涩不利

● **穴位定位** 位于大腿内侧，膝盖上缘至腹股沟成一直线。

● **功效说明** 具有清热利尿的作用。

● **主治疾病** 小便赤涩不利、尿闭、水泻等泌尿系统疾病。

● **推拿方法** 合并食指、中指，用两指指腹从腹股沟部位推至膝盖内侧上缘，操作100～300次。长期推拿，可缓解小便赤涩不利、尿闭等泌尿系统疾病。

百虫穴

—— 疏通经络止抽搐

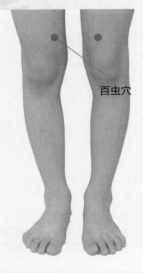

百虫穴

● **组合疗法**

百虫配足三里、委中、膝眼 ⎫ **下肢瘫痪、痹痛**

百虫配十宣、老龙 ⎫ **惊厥抽搐、昏迷不醒**

● **穴位定位** 位于膝上内侧肌肉丰厚处。
● **功效说明** 具有疏通经络、熄风止痉的作用。
● **主治疾病** 下肢瘫痪及痹痛、四肢抽搐、惊厥、昏迷不醒等症状。
● **推拿方法** 用拇指点按在百虫穴上，以顺时针的方向揉按50～100次。长期推拿，可缓解下肢瘫痪、下肢痹痛。

膝眼穴

—— 活血通络利关节

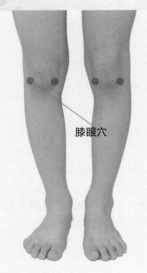

膝眼穴

● **组合疗法**

膝眼配足三里、委中、百虫 ⎫ **下肢痿软**

膝眼配十宣、五指节、百会 ⎫ **惊厥抽搐、昏迷不醒**

● **穴位定位** 屈膝，位于髌韧带两侧凹陷处，在内侧的称内膝眼，在外侧的称外膝眼。
● **功效说明** 具有活血通络、疏利关节的作用。
● **主治疾病** 下肢痿软、惊厥抽搐、膝关节扭挫伤等。
● **推拿方法** 用拇指点按在膝眼穴上，由外向内揉按3～5分钟，力度由轻至重。坚持推拿，可缓解下肢痿软、惊厥、抽搐等。

阴陵泉穴

—— 肠胃健康排泄畅

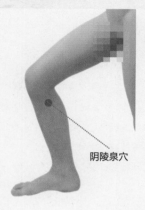

阴陵泉穴

● **组合疗法**

| 阴陵泉配三阴交、箕门、脾经 | } 消化不良、遗尿、肠炎 |
| 阴陵泉配足三里、关元、神阙 | } 腹胀、腹痛、小便不利 |

● **穴位定位** 位于小腿内侧，当胫骨内侧髁后下方凹陷处。

● **功效说明** 具有健脾理气、通经活络的作用。

● **主治疾病** 遗尿、尿潴留、尿失禁、尿路感染、腹水、肠炎、痢疾、消化不良等疾病。

● **推拿方法** 用拇指点按在阴陵泉上，以顺时针的方向揉按200～300次，着力由轻渐渐加重，再由重渐渐减轻。长期坚持推拿，可缓解遗尿、腹水、痢疾等疾病。

阳陵泉穴

—— 抽筋痛苦及时消

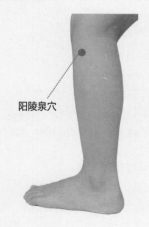

阳陵泉穴

● **组合疗法**

| 阳陵泉配曲池 | } 小儿惊厥 |
| 阳陵泉配阴陵泉、中脘 | } 胁肋痛 |

● **穴位定位** 位于小腿外侧，当腓骨头前下方凹陷处。

● **功效说明** 具有清热利湿、舒筋通络的作用。

● **主治疾病** 下肢痿痹、麻木、胁肋痛、口苦、呕吐、黄疸、小儿惊厥，现多用于抽筋、肝炎、胆道蛔虫症等疾病。

● **推拿方法** 用拇指点按在阳陵泉上，以顺时针的方向揉按2～3分钟，着力由轻渐渐加重，再由重渐渐减轻，可缓解抽筋。长期坚持推拿，可缓解膝关节炎、小儿惊厥、呕吐等疾病。

前承山穴

—— 息风定惊气血畅

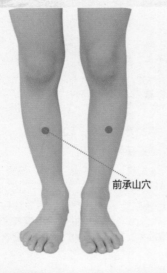

前承山穴

● **组合疗法**

前承山配委中、百虫、解溪 } 下肢抽搐

前承山配十宣、威灵、二扇门 } 神志方面的重症急救

● **穴位定位** 位于小腿胫骨旁，与后承山相对。

● **功效说明** 具有息风定惊、行气通络的作用。

● **主治疾病** 下肢抽搐、小儿麻痹症、肌肉萎缩、惊厥、昏迷不醒等疾病。

● **推拿方法** 用拇指指甲按在前承山上，做持续又深入的掐压3～5下。然后用拇指指腹按压此穴，以顺时针的方向揉按200～300下。坚持推拿，可缓解下肢抽搐、肌肉萎缩等疾病。

后承山穴

—— 通经活络止抽搐

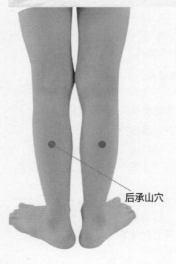

后承山穴

● **组合疗法**

后承山配委中、足三里、十宣 } 腿痛转筋

后承山配腹、神阙、七节骨 } 腹泻

● **穴位定位** 位于小腿后面正中，委中与昆仑之间，当伸直小腿或足跟上提时腓肠肌肌腹下出现的尖角凹陷处。

● **功效说明** 具有通经活络、调理肠道的作用。

● **主治疾病** 惊厥抽搐、腿痛转筋、腹泻、便秘等疾病。

● **推拿方法** 将手指端嵌入后承山所在的软组织缝隙中，然后横向拨动该处的筋腱，称为拿承山，操作10～30次，可缓解惊厥、抽搐、下肢痿软等疾病。

三阴交穴

—— 治疗遗尿配脾经

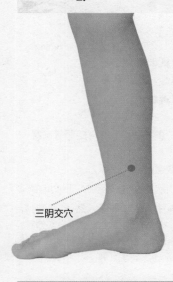

三阴交穴

● **组合疗法**

三阴交配脾经、关元、箕门、肾经 } 泌尿系统疾病

三阴交配足三里、脊柱、腹 } 气血不足诸症

● **穴位定位** 位于小腿内侧，当足内踝尖上3寸，胫骨内侧缘后方。

● **功效说明** 具有通经活络、调和气血的作用。

● **主治疾病** 遗尿、小便频数、涩痛不利、癃闭等泌尿系统疾病及下肢痿软、贫血乏力、失眠等疾病。

● **推拿方法** 用拇指指腹按压在三阴交穴上，以顺时针的方向揉按20～30下，再以逆时针的方向揉按20～30下。长期坚持推拿，可缓解遗尿、小便频数等疾病。

丰隆穴

—— 化痰平喘宁神志

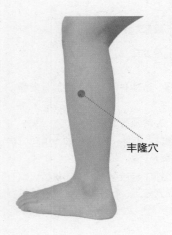

丰隆穴

● **组合疗法**

丰隆配膻中、肺俞、内八卦 } 痰涎壅盛、咳嗽、气喘

丰隆配风池 } 眩晕

● **穴位定位** 位于小腿前外侧，当外踝尖上8寸，条口穴外，距胫骨前缘二横指（中指）。

● **功效说明** 具有利湿化痰的作用。

● **主治疾病** 头痛、眩晕、痰多咳嗽、腹胀、便秘等疾病。

● **推拿方法** 用拇指指腹按压在丰隆穴上，以顺时针的方向揉按200～300下，再以逆时针的方向揉按200～300下。长期坚持推拿，可缓解头痛、癫狂、咳嗽、腹胀等疾病。

上巨虚穴

——治肠胃炎消便秘

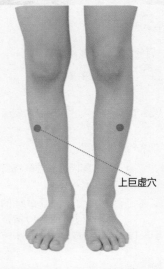

上巨虚穴

● **组合疗法**

上巨虚配足三里、脾俞、胃俞、天枢 } 胃腹胀痛、呃逆、呕吐、大便不通

上巨虚配大横 } 通调肠胃

● **穴位定位** 位于小腿前外侧，当犊鼻下6寸，距胫骨前缘一横指（中指）。

● **功效说明** 具有通经活络、调理肠胃的作用。

● **主治疾病** 胃肠炎、泄泻、痢疾、疝气、便秘、下肢麻痹。

● **推拿方法** 用拇指指腹用力按压上巨虚一下，然后以顺时针的方向揉按三下，称一按三揉，操作3～5分钟。长期坚持推拿，可缓解肠胃炎、泄泻等消化系统疾病或膝关节肿痛、痉挛等疾病。

足三里穴

——通络导滞治腹泻

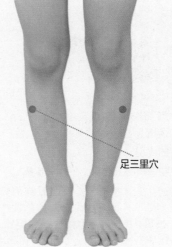

足三里穴

● **组合疗法**

足三里配腹、脾俞 } 腹胀、腹痛

足三里配七节骨、大肠经 } 脾虚腹泻

● **穴位定位** 位于小腿前外侧，当犊鼻下3寸，距胫骨前缘一横指。

● **功效说明** 具有调理肠胃、补虚强身的作用。

● **主治疾病** 呕吐、腹泻、腹胀、肠鸣、下肢痿痹、便秘、痢疾、疳积、腹痛等疾病。

● **推拿方法** 用拇指指腹用力按压足三里穴一下，然后以顺时针的方向揉按此穴三下，称一按三揉，一按三揉为1次，操作50～100次。长期推拿，可缓解腹胀、腹泻、便秘等。

涌泉穴
—— 清热滋阴治失眠

● **组合疗法**

涌泉配二马、内劳宫 } 五心烦热、烦躁不安

涌泉配小天心、五指节、百会 } 惊厥抽搐

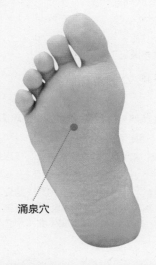

涌泉穴

● **穴位定位** 位于足底部，蜷足时足前部凹陷处，约当足底第二、第三趾趾缝纹头端与足跟连线的前 1/3 与后 2/3 交点上。

● **功效说明** 具有清热滋阴、聪耳明目的作用。

● **主治疾病** 发热、呕吐、腹泻、便秘、头痛、中暑、惊厥。

● **推拿方法** 用拇指指腹按压在涌泉穴上，用力向足趾方向推 50 ～ 100 下。然后将拇指指端按压在此穴上，以顺时针的方向揉按 100 ～ 300 下。坚持推拿，可缓解发热、呕吐、失眠等疾病。

仆参穴
—— 配合人中治昏厥

● **组合疗法**

仆参配人中、老龙 } 昏厥、昏迷不醒

仆参配阳陵泉、百虫、膝眼 } 小儿惊厥

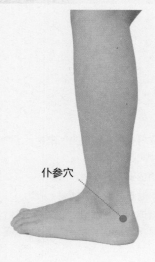

仆参穴

● **穴位定位** 位于足外侧，外踝后下方，昆仑直下，跟骨外侧，赤白肉际处。

● **功效说明** 具有舒筋活络、安神定志的作用。

● **主治疾病** 腰腿疼痛、昏厥、小儿惊厥等疾病。

● **推拿方法** 用拇指指甲放于仆参穴上，重掐 3 ～ 5 次，坚持推拿，可缓解腰腿疼痛、昏厥等疾病。

昆仑穴

—— 足跟疼痛揉昆仑

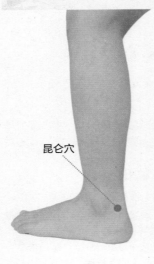

昆仑穴

● **组合疗法**

昆仑配委中、后承山 ⎱ 腰腿疼痛、下肢痉挛

昆仑配仆参 ⎱ 足跟痛

● **穴位定位** 位于足部外踝后方,当外踝尖与跟腱之间的凹陷处。

● **功效说明** 具有散热化气、通经活络的作用。

● **主治疾病** 头痛、小儿惊厥、腰腿疼痛、下肢痉挛、足跟痛等疾病。

● **推拿方法** 合并食指、中指,以两指指腹上下揉按昆仑穴200 ～ 300次,然后用拇指指甲逐渐用力掐按昆仑穴5次。长期坚持推拿,可缓解头痛、小儿惊厥等疾病。

解溪穴

—— 配伍天柱治呕吐

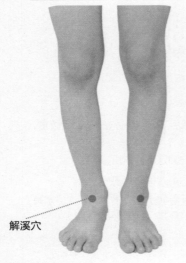

解溪穴

● **组合疗法**

解溪配天柱、中脘、大横纹、板门 ⎱ 呕吐

解溪配七节骨、神阙、腹、龟尾 ⎱ 腹泻

● **穴位定位** 位于足背与小腿交界处的横纹中央凹陷中,当拇长伸肌腱与趾长伸肌腱之间。

● **功效说明** 具有清胃化痰、镇惊安神的作用。

● **主治疾病** 踝关节病、头痛、眩晕、腹胀、便秘、腹泻。

● **推拿方法** 将拇指指甲放于解溪穴上,重掐穴位3 ～ 5次。长期坚持推拿,可缓解下肢痿痹、头痛、便秘等疾病。

伏兔穴

—— 疏通经络按伏兔

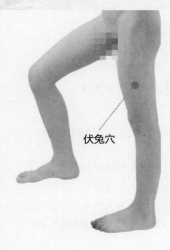

伏兔穴

● **组合疗法**

伏兔配髀关、犊鼻 } 腿膝疼痛

伏兔配昆仑 } 下肢痿痹

● **穴位定位** 位于大腿前面，当髂前上棘与髌底外侧端的连线上，髌底上6寸。

● **功效说明** 具有散寒化湿、疏通经络的作用。

● **主治疾病** 疝气、下肢屈伸不利、下肢麻痹。

● **推拿方法** 用手掌根部按压在伏兔穴上，以顺时针方向揉按2～3分钟，力度可逐渐加重。长期坚持推拿，可改善下肢屈伸不利、疝气等。

犊鼻穴

—— 通经活络消肿痛

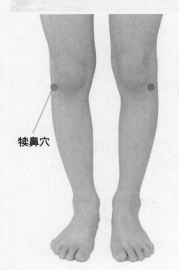

犊鼻穴

● **组合疗法**

犊鼻配膝阳关、足三里、阳陵泉 } 膝及膝下病

犊鼻配阳陵泉、委中、承山 } 髌骨脂肪垫劳损

● **穴位定位** 位于膝部，髌骨与髌韧带外侧凹陷中。

● **功效说明** 具有通经活络、消肿止痛的作用。

● **主治疾病** 膝痛、膝冷、下肢麻痹屈伸不利。

● **推拿方法** 用拇指指腹稍用力旋转按揉犊鼻穴2～3分钟。长期坚持推拿，可改善下肢麻痹、屈伸不利等。

内庭穴

—— 清胃泻火止腹胀

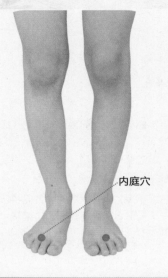

内庭穴

● **组合疗法**

内庭配合谷 ⎬ 牙龈肿痛

内庭配上星、太阳、头维 ⎬ 头痛、目赤肿痛

● **穴位定位** 位于足背，当第二、第三趾间，趾蹼缘后方赤白肉际处。

● **功效说明** 具有清胃泻火、理气止痛的作用。

● **主治疾病** 胃热上冲、胸腹胀满、小便出血、耳鸣。

● **推拿方法** 用拇指指腹匀速回旋按揉内庭穴2～3分钟。长期坚持推拿，可改善胃热上冲、胸腹胀满等。

厉兑穴

—— 多梦惊觉不用愁

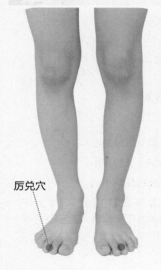

厉兑穴

● **组合疗法**

厉兑配条口、三阴交 ⎬ 口干、咽痛

厉兑配隐白 ⎬ 梦魇不宁

● **穴位定位** 位于足第二趾末节外侧，距趾甲角0.1寸（指寸）。

● **功效说明** 具有清热和胃、苏厥醒神的作用。

● **主治疾病** 咽喉肿痛、腹胀腹痛、热证、多梦、惊啼。

● **推拿方法** 用手指关节夹按厉兑穴2～3分钟。一天一次，可改善咽喉肿痛、多梦等症状。

隐白穴

—— 揉按隐白止血快

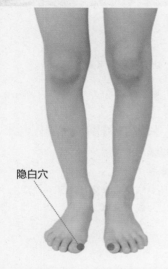

隐白穴

● **组合疗法**

隐白配大敦	}	昏厥、中风昏迷
隐白配脾俞、上脘、肝俞	}	吐血、鼻出血

● **穴位定位** 位于足大趾末节内侧，距趾甲角 0.1 寸（指寸）。

● **功效说明** 具有调经统血、健脾回阳的作用。

● **主治疾病** 呕吐、流涎、昏厥、便血、尿血、腹胀、惊厥。

● **推拿方法** 用拇指腹揉按隐白穴 50～100 次。每天坚持推拿，可改善流涎、昏厥、便血。

太白穴

—— 病后脾虚太白帮

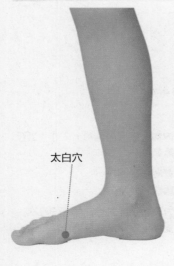

太白穴

● **组合疗法**

太白配公孙、大肠俞、三焦俞	}	肠鸣、腹泻
太白配复溜、足三里	}	腹胀

● **穴位定位** 位于足内侧缘，当足大趾本节（第一跖趾关节）后下方赤白肉际凹陷处。

● **功效说明** 具有健脾和胃、消食除胀的作用。

● **主治疾病** 腹胀、胃痛、完谷不化、肠鸣、腹泻。

● **推拿方法** 用拇指垂直用力推按太白穴 50～100 次。每天坚持推拿，可改善脾虚、腹胀、胃痛。

公孙穴
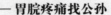
—— 胃脘疼痛找公孙

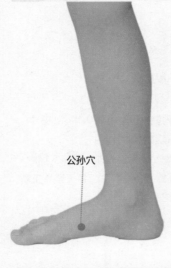

公孙穴

● **组合疗法**

| 公孙配解溪、中脘、足三里 | } 饮食停滞、胃脘疼痛 |
| 公孙配束骨、八风 | } 足趾麻痛 |

● **穴位定位** 位于足内侧缘，当第一跖骨基底的前下方。

● **功效说明** 具有健脾胃、助消化的作用。

● **主治疾病** 腹痛、呕吐、水肿、胃痛。

● **推拿方法** 用拇指指腹稍用力旋转按揉公孙穴50～100次。每天坚持推拿，可改善腹痛。

血海穴

—— 健脾化湿解腹胀

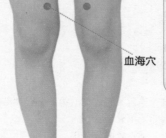

血海穴

● **组合疗法**

| 血海配合谷、曲池、三阴交 | } 荨麻疹 |
| 血海配犊鼻、阴陵泉、阳陵泉 | } 膝关节疼痛 |

● **穴位定位** 屈膝，位于大腿内侧，髌底内侧端上2寸，当股四头肌内侧头的隆起处。

● **功效说明** 具有调经统血、健脾化湿的作用。

● **主治疾病** 湿疹、荨麻疹、膝痛、腹胀。

● **推拿方法** 用拇指指腹稍用力旋转按揉血海穴50～100次。每天坚持推拿，能够治疗湿疹、荨麻疹、气逆、腹胀。

商丘穴

—— 健脾化湿调肠胃

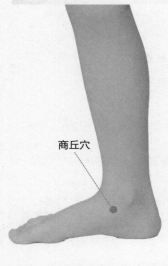

商丘穴

● **组合疗法**

商丘配三阴交　} 脾虚便秘

商丘配天枢、阴陵泉　} 腹泻、腹胀

● **穴位定位**　位于足内踝前下方凹陷中，当舟骨结节与内踝尖连线的中点处。

● **功效说明**　具有健脾化湿、通调肠胃的作用。

● **主治疾病**　便秘、肠鸣、泄泻。

● **推拿方法**　伸直拇指，以拇指指腹推揉商丘穴 1 ～ 3 分钟。每天坚持推拿，可缓解便秘、肠鸣、泄泻等肠胃疾病。

殷门穴

—— 强健腰膝揉殷门

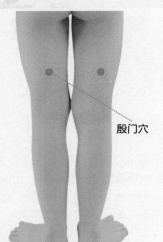

殷门穴

● **组合疗法**

殷门配肾俞、委中　} 腰脊疼痛

殷门配风市、足三里　} 下肢痿痹

● **穴位定位**　位于大腿后面，当承扶与委中的连线上，承扶下 6 寸。

● **功效说明**　具有舒筋活络、强腰膝的作用。

● **主治疾病**　下肢后侧疼痛、小儿麻痹症、下肢痿痹。

● **推拿方法**　伸直四指，用拇指指腹匀速回旋按揉殷门穴 1 ～ 3 分钟。每天坚持推拿，可缓解下肢后侧疼痛。

承筋穴
—— 长按承筋止抽筋

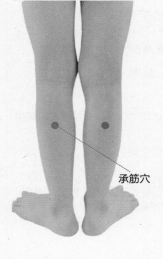

承筋穴

● **组合疗法**

承筋配阳陵泉、足三里	} 下肢痿痹
承筋配委中	} 下肢挛痛

● **穴位定位** 位于小腿后面，当委中与承山的连线上，腓肠肌肌腹中央，委中下 5 寸。

● **功效说明** 具有舒筋活络、强健腰膝、清泻肠热的作用。

● **主治疾病** 下肢挛痛、抽筋。

● **推拿方法** 用拇指指腹匀速回旋按揉承筋穴 1～3 分钟，可缓解抽筋。每天坚持推拿，可有效缓解下肢挛痛。

飞扬穴
—— 祛除头痛神采扬

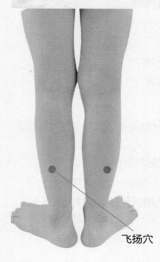

飞扬穴

● **组合疗法**

飞扬配百会、后溪	} 癫狂、痛证
飞扬配委中	} 小腿疼痛

● **穴位定位** 位于小腿后面，当外踝后，昆仑穴直上 7 寸，承山外下方 1 寸处。

● **功效说明** 具有清热安神、舒筋活络的作用。

● **主治疾病** 下肢挛痛、头痛、风寒感冒。

● **推拿方法** 用拇指指腹匀速回旋按揉飞扬穴 1～3 分钟。每天坚持推拿，可缓解头痛、风寒感冒、下肢挛痛。

申脉穴

—— 宁神止痛不眩晕

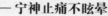

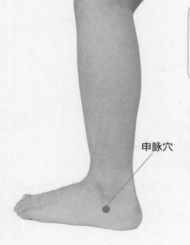

申脉穴

● **组合疗法**

申脉配阳陵泉、足三里 } **下肢痿痹**

申脉配肾俞、百会、肝俞 } **头晕**

● **穴位定位**　位于足外侧，外踝直下方凹陷中。
● **功效说明**　具有清热安神、利腰膝的作用。
● **主治疾病**　头痛、眩晕、目赤肿痛、下肢痿痹。
● **推拿方法**　伸直拇指，以拇指指腹揉按申脉穴1～3分钟。每天坚持推拿，可缓解眩晕目赤肿痛、头痛等病症。

复溜穴

—— 补肾益阴调理师

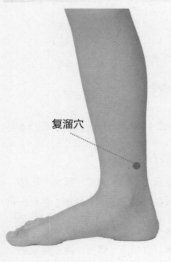

复溜穴

● **组合疗法**

复溜配合谷 } **多汗、无汗或少汗**

复溜配肝俞、脾俞 } **泄泻、水肿**

● **穴位定位**　复溜穴位于小腿内侧，太溪直上2寸，跟腱的前方。
● **功效说明**　具有补肾益阴、温阳利水的作用。
● **主治疾病**　水肿、腹胀、盗汗、腹泻、肾炎、神经衰弱。
● **推拿方法**　用手轻握患儿小腿，四指在腿侧，用拇指指腹匀速回旋按揉复溜穴1～3分钟。每天坚持推拿，可缓解肾炎、水肿、腹胀、腹泻等疾病。

筑宾穴

—— 无毒身轻筑宾帮

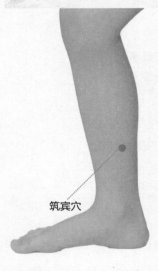

筑宾穴

● **组合疗法**

筑宾配膀胱俞、三阴交 } 尿赤、尿痛

筑宾配肾俞、关元 } 水肿

● **穴位定位** 位于小腿内侧，当太溪与阴谷的连线上，太溪上5寸，腓肠肌肌腹的内下方。

● **功效说明** 具有理气止痛、宁心安神的作用。

● **主治疾病** 肾炎、小儿胎毒、尿路感染、水肿、疝气。

● **推拿方法** 将食指和中指伸直并拢，以两指指腹由下往上推按筑宾穴1～3分钟。每天坚持推拿，可以缓解肾炎、小儿胎毒、疝气。

环跳穴

—— 通经活络利腿腰

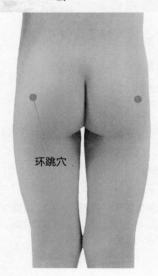

环跳穴

● **组合疗法**

环跳配居髎、委中、悬钟 } 风寒湿痹证

环跳配风池、曲池 } 遍身风疹

● **穴位定位** 位于股外侧，侧卧屈股，当股骨大转子最凸点与骶管裂孔连线的外1/3与中1/3交点处。

● **功效说明** 具有利腰腿、通经络的作用。

● **主治疾病** 下肢麻痹、腰腿痛、小儿麻痹症、感冒、风疹。

● **推拿方法** 先用四指指腹按揉环跳穴3～5分钟，再用拇指指腹按压环跳穴3～5分钟，最后用双手掌交叠，以掌心推拿环跳穴3～5分钟。每天坚持推拿，可缓解下肢麻痹、腰腿痛、感冒、风疹等疾病。

太溪穴

—— 滋阴补肾治虚劳

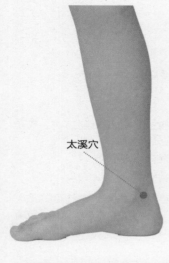

太溪穴

● **组合疗法**

| 太溪配少泽 | } 咽喉炎、牙痛 |
| 太溪配腨阳池、然谷 | } 心痛 |

● **穴位定位** 位于足内侧，内踝后方，当内踝尖与跟腱之间的凹陷处。

● **功效说明** 具有清热止咳的作用。

● **主治疾病** 咽喉肿痛、牙痛、耳聋、耳鸣、咳嗽、气喘。

● **推拿方法** 用拇指指腹稍用力点揉太溪穴 2～3 分钟。每天坚持推拿，可缓解咳嗽、气喘。

蠡沟穴

—— 疏经活络利小便

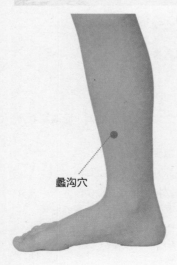

蠡沟穴

● **组合疗法**

| 蠡沟配阴交 | } 小便不利 |
| 蠡沟配三阴交 | } 疝气 |

● **穴位定位** 位于小腿内侧，当足内踝尖上 5 寸，胫骨内侧面的中央。

● **功效说明** 具有疏经活络的作用。

● **主治疾病** 下肢痹痛、小便不利、尿闭、疝气。

● **推拿方法** 用拇指指腹稍用力旋转按揉蠡沟穴 1～3 分钟，每天坚持推拿，可缓解下肢痿痹、小便不利。

风市穴

—— 祛风化湿关键穴

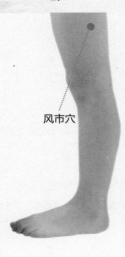

风市穴

● **组合疗法**

风市配阳陵泉、悬钟 〉 下肢痿痹

风市配风池、曲池、血海 〉 荨麻疹

● **穴位定位** 位于大腿外侧的中线上，当腘横纹上7寸。或直立垂手时，中指尖处。

● **功效说明** 具有祛风化湿、通经活络的作用。

● **主治疾病** 下肢痿痹、小儿麻痹症、头痛。

● **推拿方法** 将除拇指外的其余四指并拢，用四指指腹揉按风市穴3～5分钟。每天坚持推拿，可缓解下肢痿痹、小儿麻痹症、头痛。

侠溪穴

—— 疏调肝胆保听力

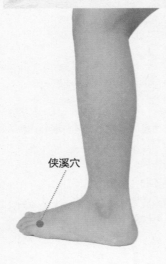

侠溪穴

● **组合疗法**

侠溪配腕阳池、阳陵泉 〉 胸胁痛

侠溪配听宫、翳风 〉 耳鸣、耳聋

● **穴位定位** 位于足背外侧，当第四、第五趾间，趾蹼缘后方赤白肉际处。

● **功效说明** 具有疏调肝胆、消肿止痛的作用。

● **主治疾病** 头痛、眩晕、目赤肿痛、惊悸、耳鸣。

● **推拿方法** 伸直拇指，以拇指指尖垂直掐按侠溪穴1～3分钟。每天坚持推拿，可缓解头痛、目赤肿痛、耳鸣等疾病。

足窍阴穴

—— 止痛顺气必点穴

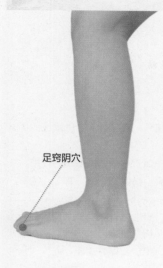

足窍阴穴

● **组合疗法**

足窍阴配翳风、听会、外关	耳鸣、耳聋
足窍阴配少商、商阳	喉痹

● **穴位定位** 位于足第四趾末节外侧，距趾甲角 0.1 寸（指寸）。

● **功效说明** 具有疏肝解郁、通经活络的作用。

● **主治疾病** 偏头痛、目眩、耳鸣、失眠、目赤肿痛。

● **推拿方法** 伸直拇指，以拇指指尖垂直掐按足窍阴穴 1～3 分钟。每天坚持推拿，可缓解头痛、目眩、耳鸣。

大敦穴

—— 配伍人中治癫狂

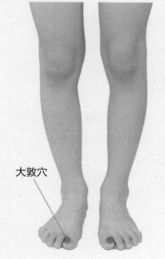

大敦穴

● **组合疗法**

大敦配太冲、气海、地机	疝气
大敦配内关、人中	癫狂

● **穴位定位** 位于足大趾末节外侧，距趾甲角 0.1 寸（指寸）。

● **功效说明** 具有调理肝肾、息风开窍、安神定痫的作用。

● **主治疾病** 疝气、晕厥、遗尿、痫证、便秘。

● **推拿方法** 先用拇指指腹稍用力旋转按揉大敦穴 1～3 分钟，再将拇指、食指相对成钳状掐揉大敦穴 50～100 次。最后伸直拇指，以拇指指尖垂直掐按大敦穴 1～3 分钟。每天坚持推拿，可改善疝气、遗尿、痫证。

行间穴

—— 清肝护肝好帮手

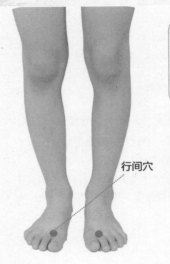

行间穴

● **组合疗法**

行间配睛明、太阳	目赤肿痛
行间配太冲、合谷	头痛

● **穴位定位** 位于足背侧，当第一、第二趾间，趾蹼缘的后方赤白肉际处。

● **功效说明** 具有清肝泻热、凉血安神、息风活络的作用。

● **主治疾病** 小儿惊厥、青光眼、遗尿、疝气、耳鸣、眩晕。

● **推拿方法** 先用拇指指腹稍用力旋转按揉行间穴1～3分钟，再以拇指、食指相对成钳状掐按行间穴1～3分钟。最后用两手拇指交叠，以指腹点按行间穴1～3分钟。每天坚持，可改善遗尿、疝气、耳鸣、耳聋、眩晕等。

太冲穴

—— 清肝泻火治头晕

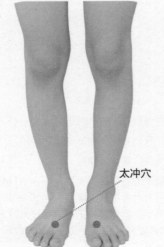

太冲穴

● **组合疗法**

太冲配大敦、承山	四肢抽搐
太冲配肝俞、膈俞、太溪、血海	贫血、羸瘦

● **穴位定位** 位于足背侧，当第一跖骨间隙的后方凹陷处。

● **功效说明** 具有清肝泻火、清利下焦的作用。

● **主治疾病** 头晕、目眩、遗尿、肝炎。

● **推拿方法** 先伸直拇指，以拇指指腹按揉太冲穴1～3分钟，再用拇指指腹推揉太冲穴1～3分钟。每天坚持推拿，可缓解头晕、遗尿。

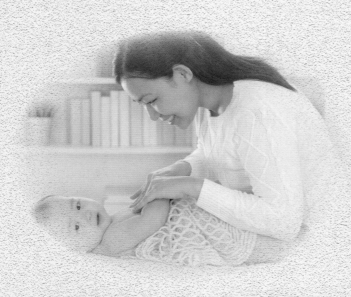

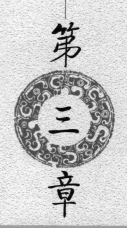

第
三
章

赶走恼人的小病小灾
——小儿常见病推拿法

　　孩子有个头疼脑热的最让父母焦心了，打针、吃药，孩子哭闹，不舒服，家长也跟着小孩受罪。其实，这些小孩的常见病虽然都能通过药物得到短暂的治愈，但却不能得到根治。与西医打针、输液、吃西药相比，中医经络疗法不会给孩子造成新的伤口，杜绝了伤口感染的可能性，减轻了孩子的疼痛，同时帮助父母解决了孩子不喜欢吃苦药的问题，轻轻松松为孩子治病，再也没有药物毒副作用的担心，让孩子天天开心！

小儿感冒

感冒是小儿发病率相当高的病症之一，四季常有。小儿感冒即为小儿上呼吸道急性感染，简称上感。感冒多因六淫之邪和流感病毒侵及肺部引起，主要表现为发热、鼻塞、流涕、咳嗽、头痛等症状，进而出现全身乏力、头晕目眩、呕吐泻痢、口黏苔腻等症状。

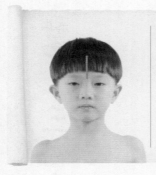

壹 开天门

按摩次数 300～500 次

- **定位** 天门位于两眉中间往上至前发际成一直线。
- **按摩** 用双手拇指自小儿眉间交替推摩至前发际。

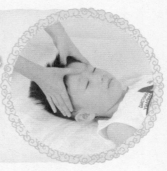

贰 推坎宫

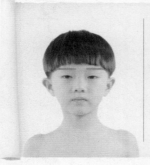

按摩次数 300～500 次

- **定位** 坎宫位于眉心至两眉稍成一横线。
- **按摩** 用双手拇指从眉心推至眉梢，推摩坎宫，反复操作。

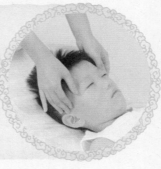

叁 点按太阳

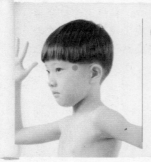

按摩时间 2～3 分钟

- **定位** 太阳位于眉梢与目外眦之间向后约一横指的凹陷处。
- **按摩** 用拇指指腹做一按一松的动作点按太阳穴。

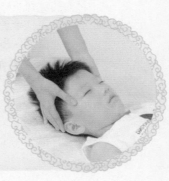

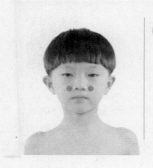

肆 按迎香

按摩时间
2～3分钟

- **定位** 迎香位于鼻翼外缘中点旁，当鼻唇沟中。
- **按摩** 用拇指指端做一按一松的动作点按迎香穴。

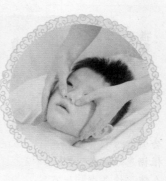

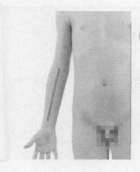

伍 清天河水

按摩次数
300～500次

- **定位** 天河水位于前臂正中，自腕至肘，成一直线。
- **按摩** 用食指和中指指腹以每分钟150次的频率推摩天河水。

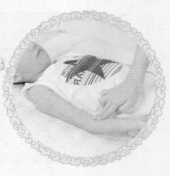

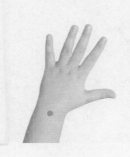

陆 揉一窝风

按摩次数
200～300次

- **定位** 一窝风位于手背，腕横纹正中凹陷处。
- **按摩** 双手托住患儿手掌部位，用双手拇指指腹揉按一窝风。

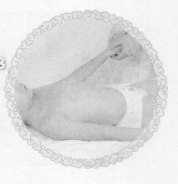

穴位治病解析

天门解表发汗、明目止痛、开窍醒神；坎宫疏风解表、清热止痛、醒脑明目；太阳宁神醒脑、祛风止痛；迎香祛风通窍；天河水清热解表、泻火除烦；一窝风温中行气、疏风解表。六穴配伍，长期按摩，有助于宣肺泻热，解表祛邪，缓解感冒引起的不适症状。

小儿咳嗽

小儿咳嗽是小儿呼吸系统疾病之一。当呼吸道有异物或受到过敏性因素的刺激时，即会引起咳嗽。此外，呼吸系统疾病大部分都会引起呼吸道急、慢性炎症，均可引起咳嗽。根据患儿病程可分为急性、亚急性和慢性咳嗽。中医认为，因外感六淫之邪多从肺脏侵袭人体，故多致肺失宣肃，肺气上逆则发为咳嗽。

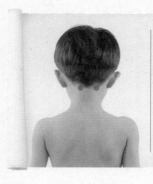

壹 揉风池

按摩时间 2～3分钟

- **定位** 风池位于后颈部，后头骨下的凹陷处，与耳垂齐平。
- **按摩** 用拇指指腹稍用力旋转按揉风池，力度适中。

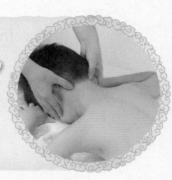

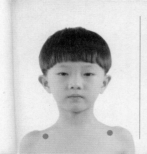

贰 揉按中府

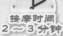
按摩时间 2～3分钟

- **定位** 中府位于胸前外上方，平第一肋间隙，距前正中线6寸。
- **按摩** 用拇指指腹匀速回旋按揉中府穴，力度适中。

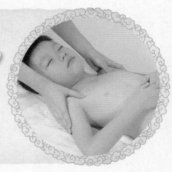

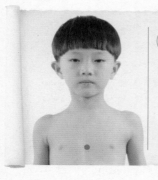

叁 揉膻中

按摩时间 2～3分钟

- **定位** 膻中位于胸部，平第四肋间，两乳头连线的中点。
- **按摩** 用拇指指腹稍用力旋转按揉膻中穴。

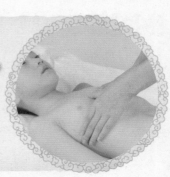

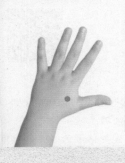

肆 揉合谷

按摩时间
2～3分钟

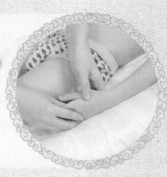

- **定位** 合谷位于手背第一、二掌骨间，第二掌骨桡侧的中点。
- **按摩** 用拇指指腹稍用力点揉合谷穴。

伍 清补肺经

按摩次数
300～500次

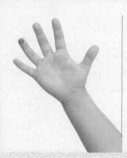

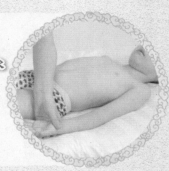

- **定位** 肺经位于无名指掌面，由指尖到指根，成一直线。
- **按摩** 用拇指指腹由患儿无名指指尖到指根来回推摩。

陆 点按涌泉

按摩次数
50～100次

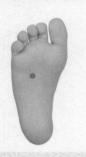

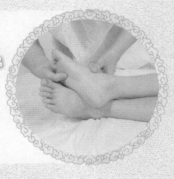

- **定位** 涌泉在足底部，蜷足时足前部凹陷处。
- **按摩** 用拇指指腹稍用力点按涌泉穴，力度适中。

穴位治病解析

　　风池发汗解表、祛风散寒；中府清肺热，止咳喘；膻中理气止痛、生津增液；合谷镇静止痛、通经活络；肺经宣肺理气、清热止咳；涌泉散热生气、聪耳明目。六穴配伍，长期按摩，可宣肺理气，防治各种因素引起的咳嗽。

小儿发热

小儿发热是儿童许多疾病的一个共同病症。只要小儿体温超过正常体温37.3℃即为发热。临床一般伴有面赤唇红、烦躁不安、大便干燥。小儿正常体温是36～37.3℃，低度发热体温介于37.3～38℃，中度发热体温为38.1～39℃，高度发热体温为39.1～40℃，超高热则为41℃。

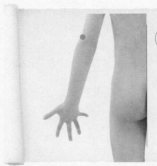

壹 拍打曲池

按摩次数 100～200次

- **定位** 肘横纹外侧端，当尺泽与肱骨外上髁连线中点。
- **按摩** 搓热掌心，手掌成中空状，有节奏地拍打曲池穴。

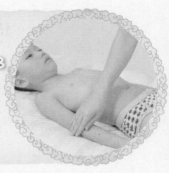

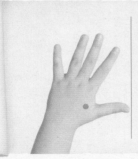

贰 点揉合谷

按摩次数 100～200次

- **定位** 合谷位于手背第一、二掌骨间，第二掌骨桡侧的中点处。
- **按摩** 用拇指指腹稍用力点揉合谷穴。

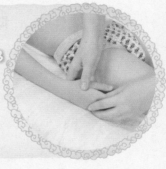

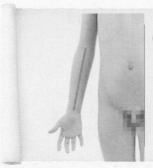

叁 清天河水

按摩次数 300～500次

- **定位** 天河水位于前臂正中，自腕至肘，成一直线。
- **按摩** 食指和中指并拢，用指腹自腕推至肘，快速推摩天河水。

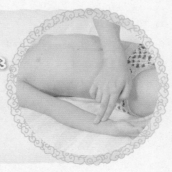

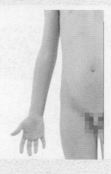

㈣ 退六腑

按摩次数
300～500次

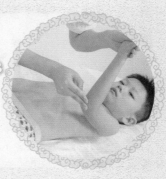

- **定位** 六腑位于前臂尺侧，阴池至肘，成一直线。
- **按摩** 食指和中指并拢，用指腹自肘而下推摩六腑。

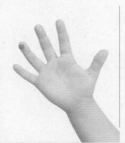

㈤ 清肺经

按摩次数
300～500次

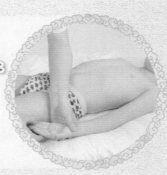

- **定位** 肺经位于无名指掌面，由指尖到指根成一直线。
- **按摩** 用拇指指腹由无名指指尖推到指根，反复操作。

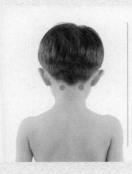

㈥ 点揉风池

按摩次数
50～80次

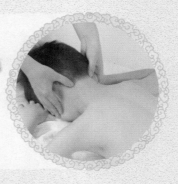

- **定位** 风池位于后颈部，后头骨下的凹陷处，与耳垂齐平。
- **按摩** 用拇指指腹稍用力点揉风池穴以局部发红为度。

穴位治病解析

　　曲池解表退热、宣肺止咳；合谷镇静止痛、通经活络；天河水清热解表、泻火除烦；六腑清热解毒、消肿止痛；肺经宣肺理气、清热止咳；风池发汗解表、祛风散寒。六穴配伍，长期按摩，可以有效缓解小儿发热。

小儿口疮

　　小儿口疮是因小儿口腔不卫生或饮食不当，或出于身体原因，舌尖或口腔黏膜产生发炎、溃烂，而导致小儿进食不畅的疾病。常见症状有：在口腔内唇、舌、颊黏膜、齿龈、硬腭等处出现白色或淡黄色大小不等的溃烂点，常伴有烦躁不安、哭闹、不愿进食、身体消瘦、发热等症状。

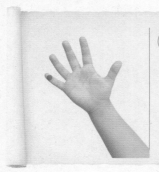

壹 清肾经

按摩次数 300～500次

- **定位** 肾经位于小指掌面，由指尖到指根呈一直线。
- **按摩** 拇指指腹稍用力自患儿小指指尖推到指根。

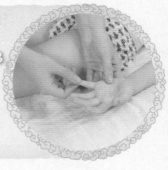

贰 清天河水

按摩次数 300～500次

- **定位** 天河水位于前臂正中，自腕至肘，呈一直线。
- **按摩** 食指和中指并拢，用指腹自腕至肘快速推擦天河水。

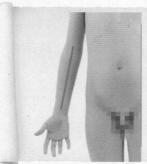

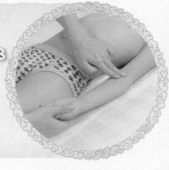

叁 退六腑

按摩次数 300～500次

- **定位** 六腑位于前臂尺侧，阴池至肘，呈一直线。
- **按摩** 将食指和中指并拢，用指腹自肘至腕推擦六腑。

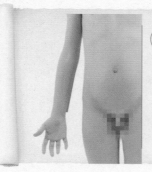

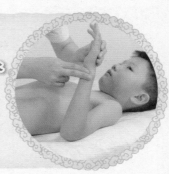

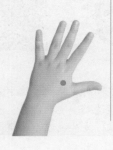

肆 揉合谷

按摩时间
2～3分钟

- **定位** 合谷位于手背第一、二掌骨间，第二掌骨桡侧的中点处。
- **按摩** 用拇指指腹稍用力点揉合谷穴。

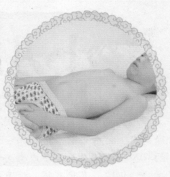

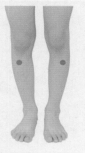

伍 揉足三里

按摩时间
2～3分钟

- **定位** 足三里位于小腿前外侧，犊鼻下3寸处。
- **按摩** 用拇指指腹稍用力点揉足三里穴。

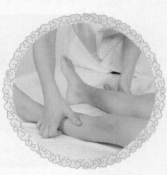

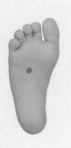

陆 推擦涌泉

按摩次数
500次

- **定位** 涌泉位于足心，约当足底前1/3与中1/3交点处。
- **按摩** 用手掌大鱼际快速推擦涌泉穴，以足底发热为佳。

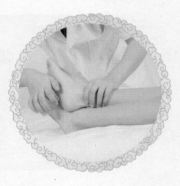

穴位治病解析

　　肾经补肾益脑、清热利尿；天河水清热解表、泻火除烦；六腑清热解毒、消肿止痛；合谷镇静止痛、通经活络；足三里通络导滞；涌泉散热生气、聪耳明目。六穴配伍，长期按摩，有助于缓解小儿口疮。

小儿扁桃体炎

　　小儿扁桃体炎是小儿常见病的一种，4～6岁的小儿发病率较高。扁桃体位于扁桃体隐窝内，是人体呼吸道的第一道免疫器官。但它的免疫能力只能达到一定的效果，当吸入的病原微生物数量较多或毒力较强时，就会引起相应的临床症状，发生炎症，出现红肿、疼痛、化脓、高热畏寒，伴有头痛、咽痛等症状。

壹 揉合谷

按摩时间 2～3分钟

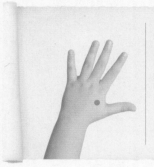

- **定位** 合谷位于手背第一、二掌骨间，第二掌骨桡侧中点。
- **按摩** 用拇指指腹点揉合谷穴，以局部泛红为度。

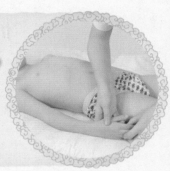

贰 揉内关

按摩时间 2～3分钟

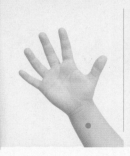

- **定位** 内关位于前臂掌侧，曲泽与大陵连线上，腕横纹上2寸。
- **按摩** 用拇指指腹稍用力点揉内关穴。

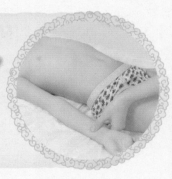

叁 清肺经

按摩次数 300～500次

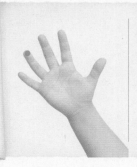

- **定位** 肺经位于无名指掌面，由指尖到指根成一直线。
- **按摩** 用拇指指腹由无名指指尖推到指根，反复操作。

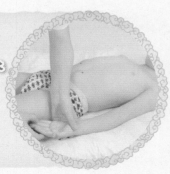

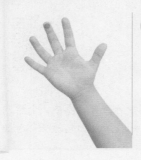

肆 清心经

按摩次数
300～500次

● **定位** 心经位于手掌中指末节螺纹面。

● **按摩** 用拇指指腹推摩心经。

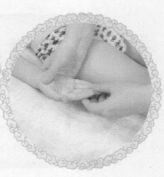

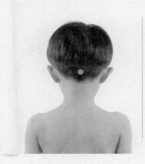

伍 揉风府

按摩时间
2～3分钟

● **定位** 风府位于后发际正中直上1寸处。

● **按摩** 用拇指指腹稍用力按揉风府穴。

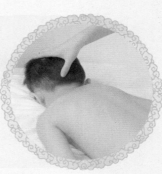

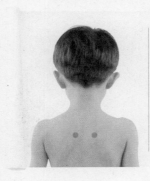

陆 点按肺俞

按摩次数
50～100次

● **定位** 肺俞位于背部，当第三胸椎棘突下,旁开1.5寸。

● **按摩** 用双手拇指指腹稍用力点按肺俞穴。

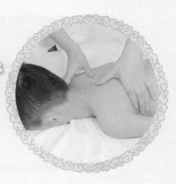

穴位治病解析

合谷镇静止痛、通经活络；内关宁心安神、理气镇痛；肺经宣肺理气、清热止咳；心经养心安神、清热除烦；风府散热除湿、通关开窍；肺俞疏风解表、宣肺止咳。六穴配伍，长期按摩，有助于缓解小儿扁桃体炎。

小儿咽炎

　　小儿咽炎是指小儿因咽部黏膜、黏膜下组织和淋巴组织病变所产生的感染，通常于患儿免疫力下降时，病原菌乘虚而入引发咽炎。常见症状有：起病较急，初起时咽部干燥、灼热，继而出现咽痛、唾液增多等症状。

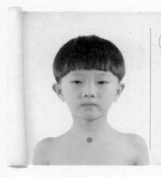

壹 点揉天突

按摩时间 2～3分钟

- **定位** 天突位于颈部，当前正中线上，胸骨上窝中央。
- **按摩** 用拇指指腹稍用力点揉天突穴。

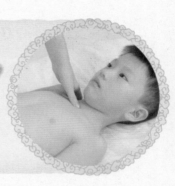

贰 点揉缺盆

按摩时间 2～3分钟

- **定位** 缺盆位于锁骨上窝中央，距前正中线4寸。
- **按摩** 用中指指腹稍用力点揉缺盆穴。

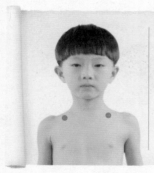

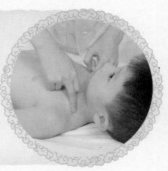

叁 按揉合谷

按摩时间 2～3分钟

- **定位** 合谷位于手背第一、二掌骨间，第二掌骨桡侧的中点处。
- **按摩** 用拇指指腹稍用力旋转按揉合谷穴。

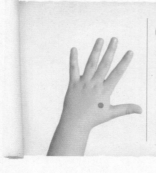

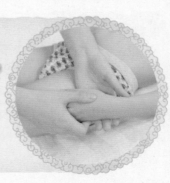

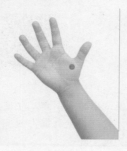

肆 揉大鱼际

按摩时间
1～3分钟

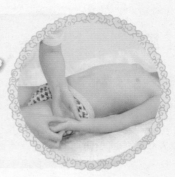

- **定位** 大鱼际位于手掌拇指根部，伸开手掌时明显突起部位。
- **按摩** 用拇指指腹稍用力旋转按揉大鱼际。

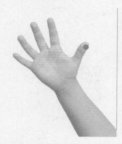

伍 按压少商

按摩时间
1～3分钟

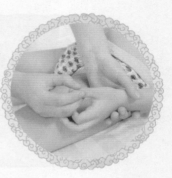

- **定位** 少商位于手拇指末节桡侧距指甲角0.1寸(指寸)。
- **按摩** 将拇指和食指做钳状，夹住少商穴，一夹一松地按压。

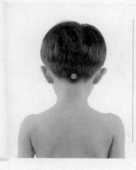

陆 点揉风府

按摩时间
1～3分钟

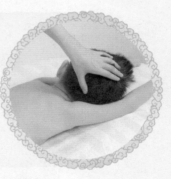

- **定位** 风府位于项部，后发际正中直上1寸，枕外隆凸直下。
- **按摩** 用拇指指腹稍用力点揉风府穴。

穴位治病解析

　　天突降逆止呕、理气平喘；缺盆调理气血、清咽止咳；合谷镇静止痛、通经活络；大鱼际消炎止痛；少商宣肺解郁、清热止呕；风府散热除湿、通关开窍。六穴配伍，长期按摩，有助于缓解小儿咽炎。

小儿夜啼

　　小儿夜啼症，常见于1岁以内的哺乳期婴儿，多因受惊或身体不适所引起。主要表现为婴儿长期夜间烦躁不安，啼哭不停，或时哭时止，辗转难睡，天明始见转静，日间则一切如常。中医认为本病多因小儿脾寒、神气未充、心火上乘、食积等所致。

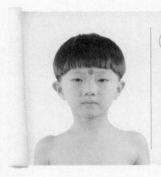

壹 掐印堂

按摩次数
50～100次

● **定位** 印堂位于额部，当两眉头中间。

● **按摩** 用拇指指尖以每秒1次的频率有节奏地掐压印堂穴。

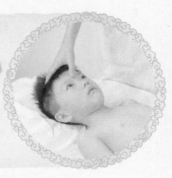

贰 点揉肝俞

按摩时间
2分钟

● **定位** 肝俞位于背部，当第九胸椎棘突下，旁开1.5寸。

● **按摩** 用拇指指腹稍用力点揉双侧肝俞穴。

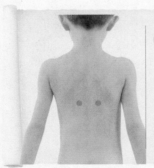

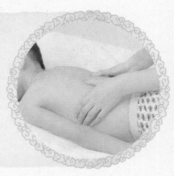

叁 推揉膻中

按摩次数
300次

● **定位** 膻中位于胸部正中线上，两乳头连线的中点。

● **按摩** 用拇指指腹推揉膻中，一推一揉为1次，以潮红为度。

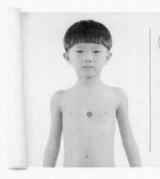

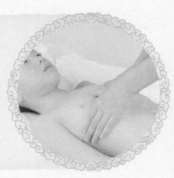

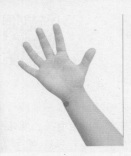

肆 点揉神门

按摩时间
2分钟

- **定位** 神门位于腕掌横纹尺侧，尺侧腕屈肌腱的桡侧凹陷处。
- **按摩** 用拇指指腹以点2下揉3下的频率点揉神门穴。

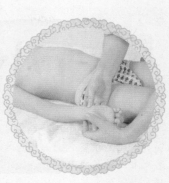

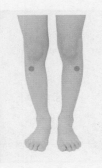

伍 点揉足三里

按摩时间
2分钟

- **定位** 足三里位于小腿前外侧，当犊鼻下3寸处。
- **按摩** 用拇指指腹以点2下揉3下的频率点揉足三里穴。

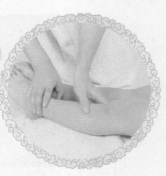

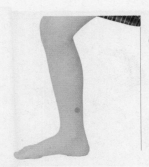

陆 点揉三阴交

按摩时间
2分钟

- **定位** 三阴交位于小腿内侧，内踝尖上3寸，胫骨内侧缘后方。
- **按摩** 用拇指指腹以点2下揉3下的频率点揉三阴交穴。

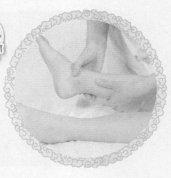

穴位治病解析

　　印堂清头明目、通鼻开窍；肝俞疏肝理气、通络明目；膻中理气止痛、生津增液；神门宁心安神；足三里通络导滞；三阴交通经活络、调和气血。六穴配伍，长期按摩，有助于缓解小儿夜啼。

小儿哮喘

小儿哮喘是小儿时期常见的慢性呼吸系统疾病，主要以呼吸困难为特征。本病常反复发作，迁延难愈，病因较为复杂，危险因素很高，通常发病常与环境因素有关，临床表现为反复发作性喘息、呼吸困难、气促、胸闷或咳嗽。本病多为多基因遗传性疾病，约20%病人有家族史。

壹 揉按缺盆

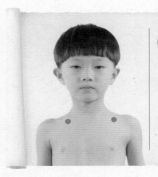

按摩时间 2分钟

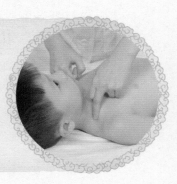

- **定位** 缺盆位于锁骨上窝中央，距前正中线4寸。
- **按摩** 用中指指腹轻轻揉按缺盆穴，揉按至潮红发热为度。

贰 揉按中府

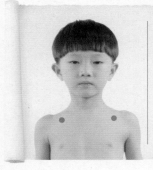

按摩时间 2分钟

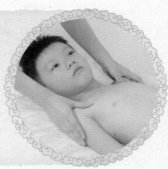

- **定位** 中府位于胸前外上方，前正中线旁开6寸，平第一肋间。
- **按摩** 用拇指指腹揉按中府穴，揉按至潮红发热为度。

叁 揉按天突

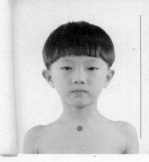

按摩时间 2分钟

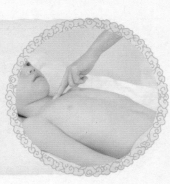

- **定位** 天突位于颈部，当前正中线上，胸骨上窝中央。
- **按摩** 用中指指腹揉按天突穴，揉按至潮红发热为度。

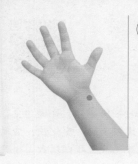

肆 揉按太渊

按摩时间 2～3分钟

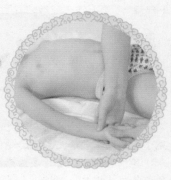

- **定位** 太渊位于腕掌侧横纹桡侧，桡动脉搏动处。
- **按摩** 用拇指指腹匀速回旋按揉太渊穴。

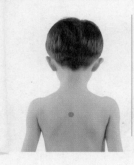

伍 推揉身柱

按摩时间 2～3分钟

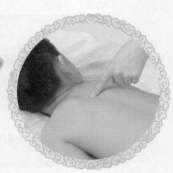

- **定位** 身柱位于背部，后正中线上，第三胸椎棘突下凹陷中。
- **按摩** 用食指指腹推揉身柱穴，以局部酸麻胀痛为佳。

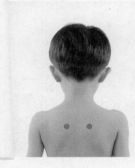

陆 推揉肺俞

按摩时间 2～3分钟

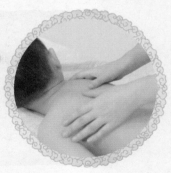

- **定位** 肺俞位于背部，当第三胸椎棘突下，旁开1.5寸。
- **按摩** 用双手拇指推揉肺俞穴，以局部酸麻胀痛为佳。

穴位治病解析

　　缺盆调理气血、清咽止咳；中府清肺热、止咳喘；天突降逆止呕、理气平喘；太渊止咳化痰、通调血脉；身柱防病强身；肺俞疏风解表、宣肺止咳。六穴配伍，长期按摩，有助于缓解小儿哮喘。

小儿惊厥

　　小儿惊厥是小儿时期常见的一种急重病症，其临床症状以抽搐伴高热、昏迷为主。常见于5岁以下的小儿，年龄越小，发病率越高。但凡发病往往比较凶险，变化快，威胁生命。其中伴有发热者，多为感染性疾病所致。不发热者，多为非感染性疾病所致。小儿惊厥以清热、豁痰、镇惊、息风为治疗原则。

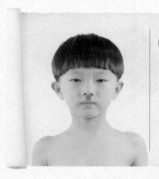

壹 掐人中

按摩次数 60次

● **定位** 人中位于面部，当人中沟的上 1/3 与中 1/3 交点处。

● **按摩** 用拇指掐按人中穴，以每秒钟 1～2 次的频率掐按。

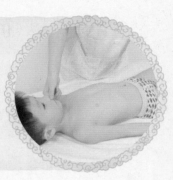

贰 掐合谷

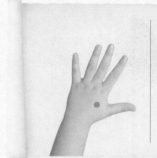

按摩时间 2～3分钟

● **定位** 合谷位于手背第一、二掌骨之间，当第二掌骨之中点。

● **按摩** 用拇指指腹叩掐合谷穴，以每秒钟 1～2 次的频率叩掐。

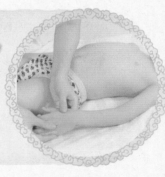

叁 点打曲池

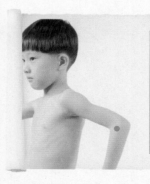

按摩次数 60～100次

● **定位** 曲池位于肘横纹外侧，尺泽与肱骨外上髁连线的中点。

● **按摩** 用食指、中指指腹有节律地点打曲池穴。

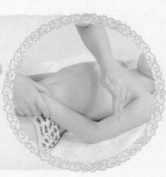

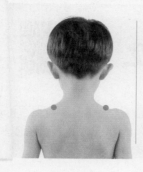

肆 点揉肩井

按摩时间
2～3分钟

- **定位** 肩井位于肩上，前直对乳中，大椎与肩峰连线的中点。
- **按摩** 用双手拇指指腹稍用力点揉肩井穴。

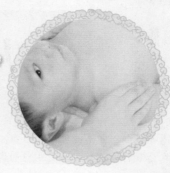

伍 点打阳陵泉

按摩次数
50～100次

- **定位** 阳陵泉位于小腿外侧，当腓骨头前下方凹陷处。
- **按摩** 用食指、中指指腹点打阳陵泉穴50～100次。

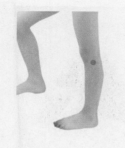

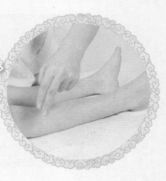

陆 按揉涌泉

按摩次数
60次

- **定位** 涌泉位于足底部，蜷足时足前部凹陷处。
- **按摩** 用拇指指腹稍用力旋转按揉涌泉穴，力度适中。

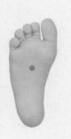

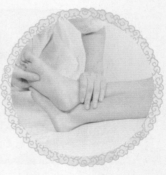

穴位治病解析

　　人中醒神开窍、解痉通脉；合谷镇静止痛、通经活络；曲池解表退热、宣肺止咳；肩井发汗解表；阳陵泉清热利湿、舒筋通络；涌泉散热生气、聪耳明目。六穴配伍，长期按摩，有助于缓解小儿惊厥。

小儿鼻出血

小儿鼻出血是小儿常见的临床症状之一，鼻腔黏膜中的微细血管分布较为浓密，且敏感而脆弱，容易破裂导致出血。引起偶尔鼻出血的原因有上火、心情焦虑，或被异物撞击、人为殴打等。鼻出血可由鼻腔本身疾病引起，也可能是全身性疾病所诱发。

壹 揉按百会

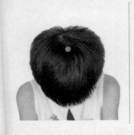

按摩时间
1～3分钟

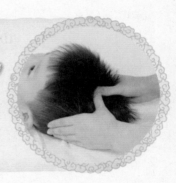

- **定位** 百会位于前发际正中直上5寸，两耳尖连线的中点。
- **按摩** 用拇指指腹匀速回旋按揉百会穴。

贰 点按迎香

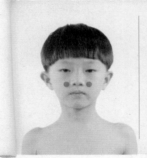

按摩时间
2～3分钟

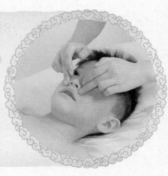

- **定位** 迎香位于鼻翼外缘中点旁，当鼻唇沟中。
- **按摩** 用中指指腹点按迎香穴，力度由轻到重。

叁 按揉合谷

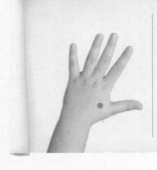

按摩时间
1～3分钟

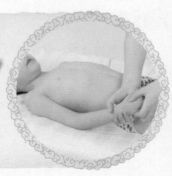

- **定位** 合谷位于手背第一、二掌骨间，第二掌骨桡侧的中点。
- **按摩** 用拇指指腹稍用力旋转按揉合谷穴。

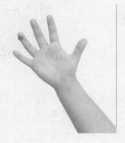

肆 清肺经

按摩时间
1～3分钟

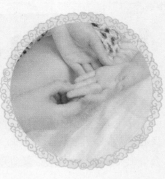

- **定位** 肺经位于无名指掌面，由指尖到指根成一直线。
- **按摩** 用拇指指腹由无名指指尖推到指根，反复操作。

伍 按揉太冲

按摩时间
1～3分钟

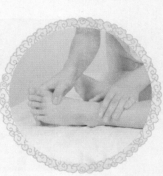

- **定位** 太冲位于足背侧第一、第二跖骨间隙的后方凹陷中。
- **按摩** 用拇指指腹稍用力旋转按揉太冲穴。

陆 按揉大敦

按摩时间
1～3分钟

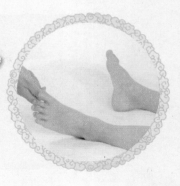

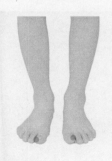

- **定位** 大敦位于足大趾末节外侧，距趾甲角0.1寸（指寸）。
- **按摩** 用拇指指腹稍用力旋转按揉大敦穴。

穴位治病解析

　　百会升阳举陷、益气固脱；迎香祛风通窍；合谷镇静止痛、通经活络；肺经宣肺理气、清热止咳；太冲疏肝养血，清利下焦；大敦调理肝肾、息风开窍、安神定痫。六穴配伍，长期按摩，可以有效缓解小儿鼻出血。

小儿厌食

小儿厌食症表现为小儿长时间食欲减退或消失，以进食量减少为其主要特征，是一种慢性消化性功能紊乱综合征。常见于1～6岁的小儿，因不喜进食很容易导致小儿营养不良、贫血、佝偻病及免疫力低下等症状，严重者还会影响患儿身体和智力的发育。

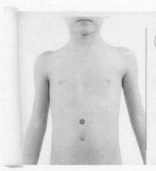

壹 推揉中脘

按摩时间 2～3分钟

- **定位** 中脘位于上腹部，前正中线上，当脐中上4寸。
- **按摩** 用拇指的指腹推揉中脘穴。

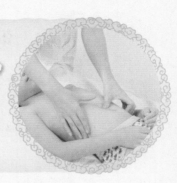

贰 揉按神阙

按摩时间 2～3分钟

- **定位** 神阙位于肚脐中央。
- **按摩** 将手掌放在患儿的腹部上，以神阙穴为中心，围绕肚脐以顺时针方向揉按。

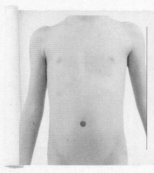

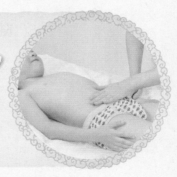

叁 点按天枢

按摩时间 2～3分钟

- **定位** 天枢位于腹中部，距脐中2寸。
- **按摩** 用拇指指腹稍用力点按天枢穴至皮肤潮红发热。

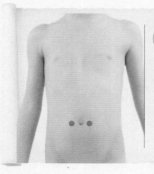

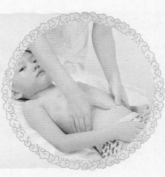

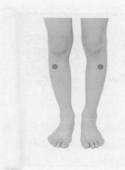

肆 点按足三里

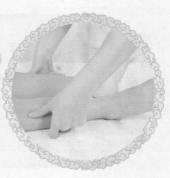

按摩次数
60次

- **定位** 足三里位于小腿前外侧，当犊鼻下3寸处。
- **按摩** 用拇指指腹稍用力点按足三里穴，至潮红发热为度。

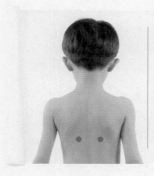

伍 推揉脾俞

按摩次数
50次

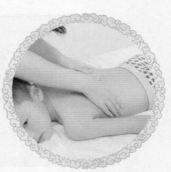

- **定位** 脾俞位于背部，当第十一胸椎棘突下，旁开1.5寸。
- **按摩** 用拇指指腹推揉脾俞穴，至皮肤发热为度。

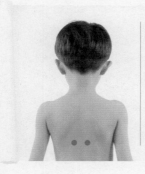

陆 推揉胃俞

按摩次数
50次

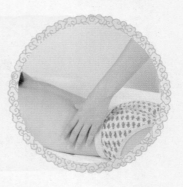

- **定位** 胃俞位于背部，当第十二胸椎棘突下，旁开1.5寸。
- **按摩** 用拇指指腹推揉胃俞穴，以皮肤发热为度。

穴位治病解析

中脘健脾养胃、降逆利水；神阙温阳散寒、消食导滞；天枢消食导滞、祛风止痛；足三里通络导滞；脾俞健脾和胃、止吐止泻；胃俞和胃助运、消食化积。六穴配伍，长期按摩，有助于缓解小儿厌食。

小儿消化不良

　　小儿消化不良是由饮食不当或非感染引起的小儿肠胃疾患。在临床上有以下症状：餐后饱胀、进食量少，偶有呕吐、哭闹不安等。这些症状都会影响患儿进食，导致身体营养摄入不足，发生营养不良概率较高，对小儿生长发育也会造成一定的影响。

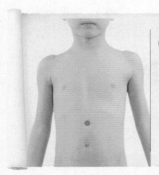

壹 揉按中脘

按摩时间 2～3分钟

- 定位　中脘位于上腹部，前正中线上，当脐中上4寸。
- 按摩　用拇指指腹轻柔地匀速回旋按揉中脘穴。

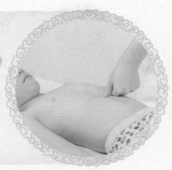

贰 揉按天枢

按摩时间 2～3分钟

- 定位　天枢位于腹中部，距脐中2寸。
- 按摩　用拇指指腹匀速回旋按揉天枢穴2～3分钟。

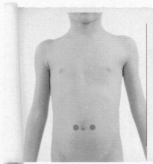

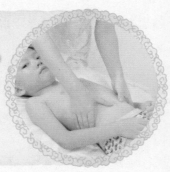

叁 揉按合谷

按摩时间 2～3分钟

- 定位　合谷位于手背第一、二掌骨间，第二掌骨桡侧的中点。
- 按摩　用拇指指腹匀速回旋按揉两侧的合谷穴至潮红发热。

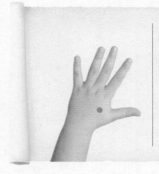

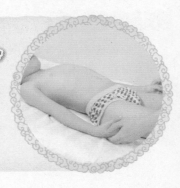

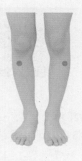

肆 揉按足三里

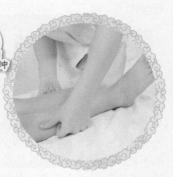

按摩时间
2～3分钟

- **定位** 足三里位于小腿前外侧，当犊鼻下3寸处。
- **按摩** 用拇指指腹依次揉按足三里，以皮肤潮红发热为度。

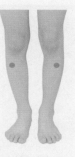

伍 揉按上巨虚

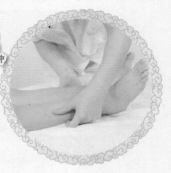

按摩时间
2～3分钟

- **定位** 上巨虚位于小腿前外侧，当犊鼻下6寸处。
- **按摩** 用拇指指腹揉按上巨虚穴，以皮肤潮红发热为度。

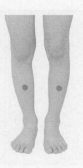

陆 揉按下巨虚

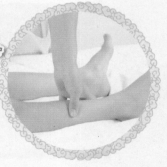

按摩时间
2～3分钟

- **定位** 下巨虚位于小腿前外侧，当犊鼻下9寸处。
- **按摩** 用拇指指腹依次揉按下巨虚，以皮肤潮红发热为度。

穴位治病解析

中脘健脾养胃、降逆利水；天枢消食导滞、祛风止痛；合谷镇静止痛、通经活络；足三里通络导滞；上巨虚通经活络调肠胃；下巨虚通经活络。六穴配伍，长期按摩，有助于缓解小儿消化不良。

小儿便秘

　　小儿便秘是指患儿1周内排便次数少于3次的病症。新生儿正常排便为出生一周后一天排便4～6次，3～4岁的小儿排便次数一天1～2次为正常。便秘是临床常见的复杂症状，而不是一种疾病，主要是指排便次数减少、粪便量减少、粪便干结等病理现象，通常以排便频率降低为主要症状，多由排便规律改变所致。

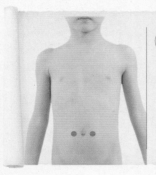

壹 揉按天枢

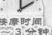

按摩时间 2～3分钟

- **定位** 天枢位于腹中部，距脐中2寸。
- **按摩** 用拇指旋转揉按两侧天枢穴。

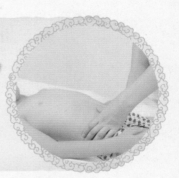

贰 揉按合谷

按摩时间 2～3分钟

- **定位** 合谷位于手背第一、二掌骨间，第二掌骨桡侧的中点。
- **按摩** 用拇指旋转揉按两侧合谷穴。

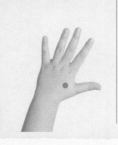

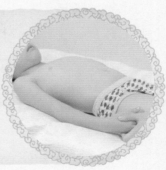

叁 揉按足三里

按摩时间 2～3分钟

- **定位** 足三里位于犊鼻穴下3寸，距胫骨外侧约一横指。
- **按摩** 用拇指指腹旋转揉按两侧足三里穴。

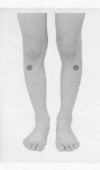

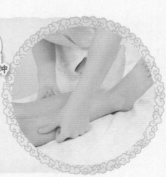

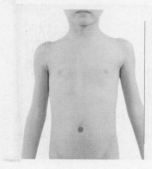

肆 揉按神阙

按摩次数
100次

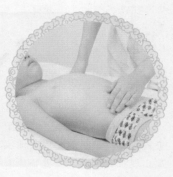

- **定位** 神阙位于肚脐中央。
- **按摩** 搓热手掌，放在患儿神阙穴上，围绕肚脐以顺时针方向揉按，以皮肤发热为度。

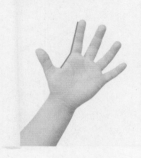

伍 清大肠

按摩次数
300次

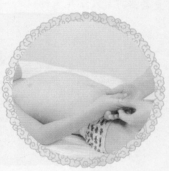

- **定位** 大肠经位于食指桡侧缘，自食指尖至虎口成一直线。
- **按摩** 用拇指指腹推按大肠经，称为清大肠。

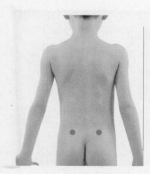

陆 揉按大肠俞

按摩时间
2～3分钟

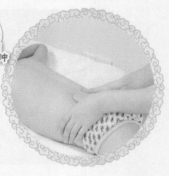

- **定位** 大肠俞位于腰部，当第四腰椎棘突下，旁开1.5寸。
- **按摩** 用拇指指腹以顺时针方向揉按大肠俞穴。

穴位治病解析

　　天枢消食导滞、祛风止痛；合谷镇静止痛、通经活络；足三里通络导滞；神阙温阳散寒、消食导滞；大肠经清利肠腑、消食导滞；大肠俞调和肠胃、消食化积。六穴配伍，长期按摩，有助于缓解小儿便秘。

小儿腹泻

　　小儿腹泻多见于2岁以下的婴幼儿，是小儿常见病之一。可由饮食不当和肠道细菌感染或病毒感染引起，以大便次数增多、腹胀肠鸣、粪便酸腐臭秽，或粪质稀薄、水分增多及出现黏液等为其主要临床表现。严重者可导致身体脱水、酸中毒、电解质紊乱等现象，更甚者可危及小儿生命。

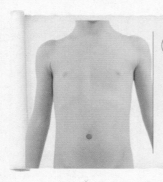

壹 按揉神阙

按摩时间 5分钟

● **定位**　神阙位于肚脐中央。

● **按摩**　用拇指指腹轻缓地匀速回旋按揉神阙穴。

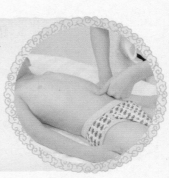

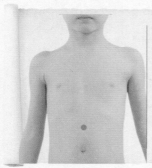

贰 按揉中脘

按摩次数 20～30次

● **定位**　中脘位于上腹部，前正中线上，当脐中上4寸。

● **按摩**　用拇指指腹以顺时针方向按揉中脘穴。

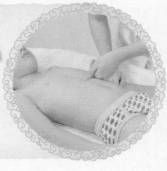

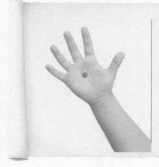

叁 按揉劳宫

按摩次数 20～30次

● **定位**　劳宫位于掌心，第二、三掌骨之间，偏于第三掌骨。

● **按摩**　用拇指指腹以顺时针方向力度均匀地按揉劳宫穴。

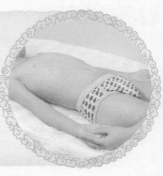

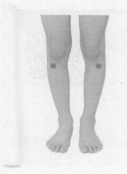

肆 按揉足三里

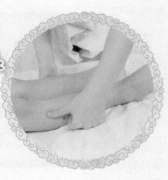

按摩次数
20～30次

- **定位** 足三里位于小腿前外侧，当犊鼻下3寸处。
- **按摩** 用拇指指腹以顺时针方向力度均匀地按揉足三里穴。

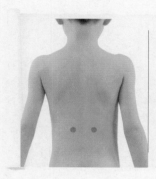

伍 揉按脾俞

按摩时间
5分钟

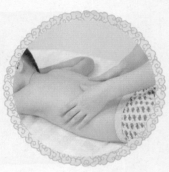

- **定位** 脾俞位于背部，当第十一胸椎棘突下旁开1.5寸。
- **按摩** 搓热手掌后以顺时针方向揉按患儿脾俞穴，以透热为度。

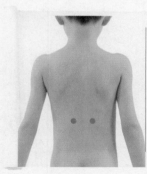

陆 点按胃俞

按摩时间
2分钟

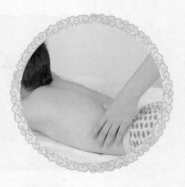

- **定位** 胃俞位于背部，当第十二胸椎棘突下旁开1.5寸。
- **按摩** 用拇指指腹以每秒1～2次的频率稍用力点按胃俞穴。

穴位治病解析

　　神阙温阳散寒、消食导滞；中脘健脾养胃、降逆利水；劳宫清热除烦、疏风解表；足三里通络导滞；脾俞健脾和胃、止吐止泻；胃俞和胃助运、消食化积。六穴配伍，长期按摩，有助于缓解小儿腹泻。

小儿流涎

小儿流涎，俗称"流口水"，是一种唾液增多的症状。多见于6个月至1岁半左右的小儿，其原因有生理的和病理的两种。病理因素常见于口腔和咽部黏膜炎症、面神经麻痹、脑炎后遗症等所致的唾液分泌过多、吞咽不利等。

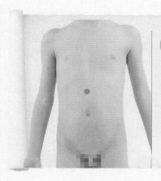

壹 推中脘

按摩次数
20～50次

- **定位** 中脘位于上腹部，前正中线上，当脐中上4寸。
- **按摩** 用拇指指腹自中脘穴向脐两旁分推。

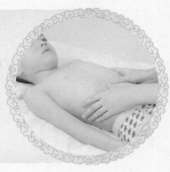

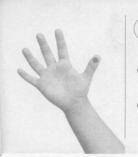

贰 推脾经

按摩次数
100次

- **定位** 脾经位于拇指末节螺纹面。
- **按摩** 用拇指指腹从患儿拇指指尖桡侧面向指根方向直推。

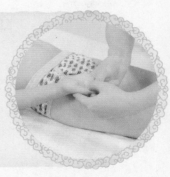

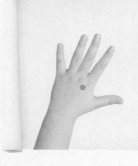

叁 揉外劳宫

按摩次数
100次

- **定位** 外劳宫位于手背第二、三掌骨间，掌指关节后0.5寸处。
- **按摩** 用拇指以顺时针方向揉外劳宫穴力度九重一轻。

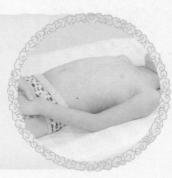

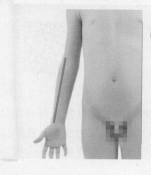

肆 推三关

按摩次数
100次

- **定位** 三关位于前臂桡侧阳池至曲池成一直线。
- **按摩** 将食指、中指紧并，自腕推向肘，称为推三关。

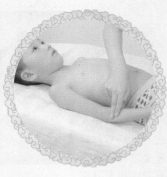

伍 按揉承浆

按摩时间
2～3分钟

- **定位** 承浆位于面部，当颏唇沟的正中凹陷处。
- **按摩** 用拇指指腹以顺时针方向按揉承浆穴。

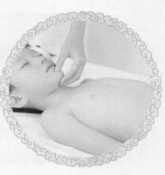

陆 搓揉足三里

按摩时间
1～3分钟

- **定位** 足三里位于小腿前外侧，当犊鼻下3寸处。
- **按摩** 搓热手掌，将两掌放于患儿两腿上，搓揉足三里穴。

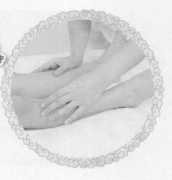

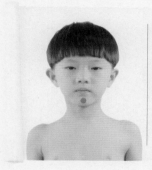
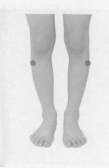

穴位治病解析

中脘健脾养胃、降逆利水；脾经健脾养胃、调理肠道；外劳宫温阳散寒、健脾养胃；三关温阳散寒、发汗解表；承浆生津敛液、舒经活络；足三里是常用保健穴之一。六穴配伍，长期按摩，有助于缓解小儿流涎。

小儿疝气

疝气,即人体组织或器官一部分离开了原来的部位,通过人体间隙、缺损或薄弱部位进入另一部位的状态。小儿疝气首先影响的是患儿的消化系统,主要表现为呕吐、发热、厌食、哭闹不安、腹痛、便秘等症状。小儿疝气的症状最主要的是出现在腹股沟区,可以看到或摸到肿块。

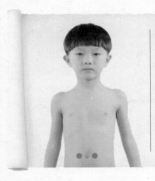

壹 按压天枢

按摩时间
2～3分钟

- **定位** 天枢位于腹中部,距脐中2寸。
- **按摩** 用拇指指腹垂直用力按压天枢穴。

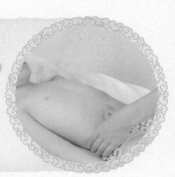

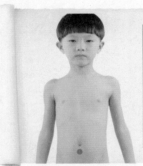

贰 按压气海

按摩时间
2～3分钟

- **定位** 气海位于下腹部,前正中线上,当脐中下1.5寸。
- **按摩** 食指、中指紧并,用指腹垂直用力按压气海穴。

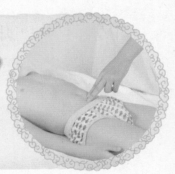

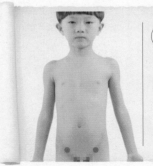

叁 按压气冲

按摩时间
2～3分钟

- **定位** 气冲位于腹股沟上方,脐中下5寸,距前正中线2寸。
- **按摩** 用拇指指腹垂直用力按压两侧气冲穴。

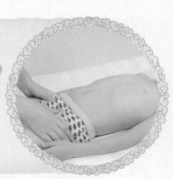

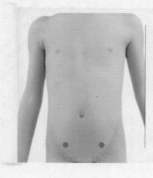

肆 按压归来

按摩时间
2～3分钟

- **定位** 归来位于下腹部，当脐中下4寸，距前正中线2寸。
- **按摩** 用掌心吸定在皮肤上，用力按压归来穴。

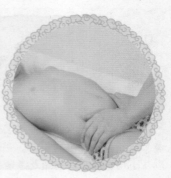

伍 按压关元

按摩时间
2～3分钟

- **定位** 关元位于下腹部，前正中线上，当脐中下3寸。
- **按摩** 食指、中指紧并，用指腹用力按压关元穴。

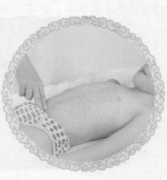

陆 搓八髎

按摩次数
100次

- **定位** 八髎分别在第一、二、三、四骶后孔中，左右共八穴。
- **按摩** 用掌心迅速搓热患儿的八髎穴，反复操作。

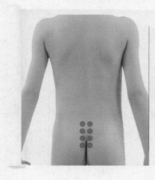

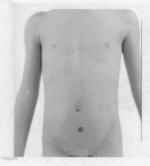

穴位治病解析

　　天枢消食导滞、祛风止痛；气海益气助阳、消食导滞；气冲理气止痛；归来消肿止痛；关元培补元气、泄浊通淋；八髎温补下元、调理肠道。六穴配伍，长期按摩，有助于缓解小儿疝气。

小儿脱肛

小儿脱肛是指小儿直肠甚至部分结肠不在正常生理位置，移位脱出肛门外的病症，一般多见于 1～4 岁的小儿。用力排便、剧烈咳嗽、呕吐、经常腹泻等后天因素都会引起脱肛。小儿发生脱肛后须及早治疗、加强护理。由于小儿体质虚弱，所以必须配合饮食调养，预防营养不良状况，以增强直肠、肛门组织的韧度和收缩力。

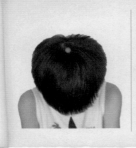

壹 按揉百会

按摩时间 2 分钟

- **定位** 百会位于前发际正中直上 5 寸，两耳尖连线的中点。
- **按摩** 用拇指指腹稍用力匀速回旋按揉百会穴。

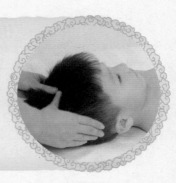

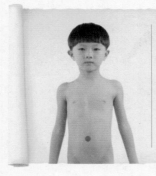

贰 揉按神阙

按摩次数 100 次

- **定位** 神阙位于肚脐中央。
- **按摩** 搓热双掌掌心，用手掌围绕神阙穴先顺时针揉按，再逆时针揉按，力度不可太重。

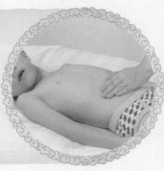

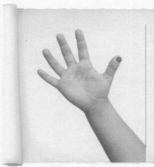

叁 补脾经

按摩次数 300 次

- **定位** 脾经位于拇指末节螺纹面。
- **按摩** 用拇指指腹从患儿拇指指尖桡侧面向指根方向直推。

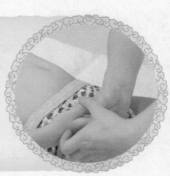

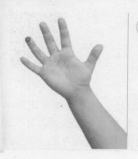

肆 清肺经

按摩次数
300次

● **定位** 肺经位于无名指末节螺纹面。

● **按摩** 用拇指指腹从患儿无名指指尖往指根直推，为清肺经。

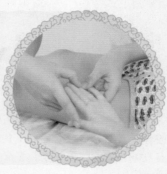

伍 按揉足三里

按摩时间
2分钟

● **定位** 足三里位于小腿前外侧，当犊鼻下3寸处。

● **按摩** 用拇指指腹匀速回旋按揉足三里，以潮红发热为度。

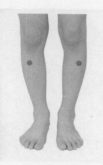

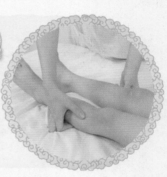

陆 按揉龟尾

按摩次数
50次

● **定位** 龟尾位于尾骨端下，当尾骨端与肛门连线的中点处。

● **按摩** 用拇指指腹稍用力，匀速回旋按揉龟尾穴。

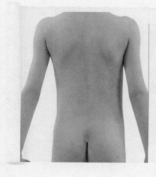

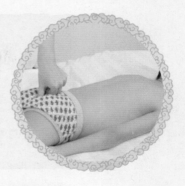

穴位治病解析

　　百会升阳举陷、益气固脱；神阙温阳散寒、消食导滞；脾经健脾养胃、调理肠道；肺经宣肺理气、清热止咳；足三里通络导滞；鱼尾通调督脉、和胃助运。六穴配伍，长期按摩，有助于缓解小儿脱肛。

小儿贫血

　　小儿贫血是儿童时期较为常见的一种症状，一般是由缺铁所致，临床表现为烦躁不安、哭闹、厌食、腹胀、营养不良和易感冒，严重者甚至影响智力发育。中医认为，小儿脾胃运化功能尚未发育完全，多食则伤胃，过饥则伤脾，水谷精微无法运化成气血，从而导致贫血。

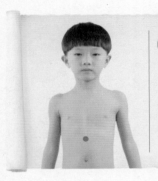

壹 揉按中脘

按摩时间 2～3分钟

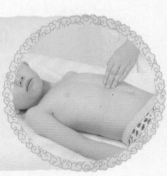

- **定位** 中脘位于上腹部，前正中线上，当脐中上4寸。
- **按摩** 用食指、中指、无名指的指腹稍用力揉按中脘穴。

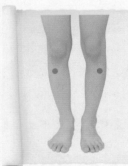

贰 点按足三里

按摩时间 2～3分钟

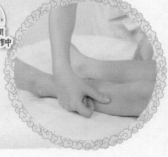

- **定位** 足三里位于小腿前外侧，当犊鼻下3寸处。
- **按摩** 用拇指指腹依次点按两侧足三里穴。

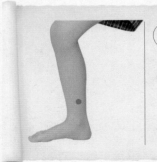

叁 点按三阴交

按摩时间 2～3分钟

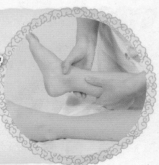

- **定位** 三阴交位于小腿内侧，内踝尖上3寸，胫骨内侧缘后方。
- **按摩** 用拇指指腹用力点按三阴交穴。

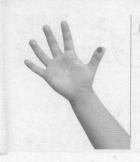

肆 补脾经

按摩次数
300次

- **定位** 脾经位于拇指末节螺纹面。
- **按摩** 用拇指指腹从患儿拇指指尖桡侧面向指根方向直推。

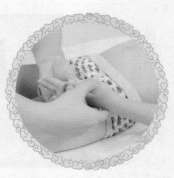

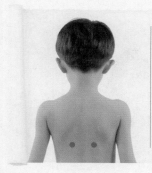

伍 按揉脾俞

按摩次数
20～30次

- **定位** 脾俞位于背部,当第十一胸椎棘突下,旁开1.5寸。
- **按摩** 用拇指指腹轻柔和缓地按揉脾俞穴。

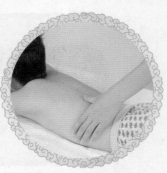

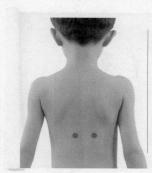

陆 按揉胃俞

按摩次数
20～30次

- **定位** 胃俞位于背部,当第十二胸椎棘突下,旁开1.5寸。
- **按摩** 用拇指指腹轻柔和缓地按揉胃俞穴。

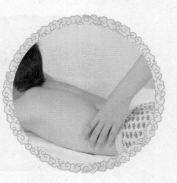

穴位治病解析

中脘健脾养胃、降逆利水;足三里通络导滞;三阴交通经活络、调和气血;脾经健脾养胃、调理肠道;脾俞健脾和胃、止吐止泻;胃俞和胃助运、消食化积。六穴配伍,长期按摩,有助于缓解小儿贫血。

小儿脑炎后遗症

小儿脑炎后遗症是小儿脑炎治疗后还残留神经、精神方面的症状，以病毒性脑炎最为常见，该病病情轻重不等，轻者可治愈，严重者可危及生命。由于病毒的种类不同，脑炎的表现也就多种多样。病毒性脑炎轻重差别很大：有高热不退者，也有仅为低热者。通常都有不同程度的头痛、呕吐、精神面色不好、困倦多睡等症状。

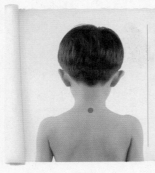

壹 推按大椎

按摩时间 2～3分钟

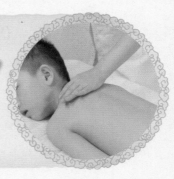

● **定位** 大椎位于背部，当第七颈椎棘突下凹陷中。

● **按摩** 用大鱼际推按患儿的大椎穴，来回操作，迅速搓热。

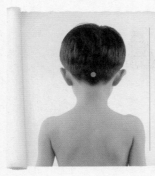

贰 点按风府

按摩时间 2～3分钟

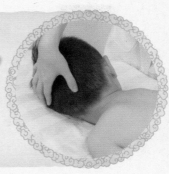

● **定位** 风府位于项部，后发际正中直上1寸，枕外隆凸下。

● **按摩** 用拇指指腹稍用力点按风府穴，力度由轻至重。

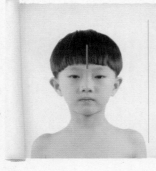

叁 按揉天门

按摩次数 20～30次

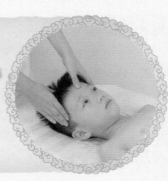

● **定位** 天门位于两眉头连线正中点至前发际，成一直线。

● **按摩** 用拇指指腹稍用力，匀速回旋按揉天门穴。

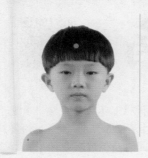

肆 按揉神庭

按摩次数
20～30次

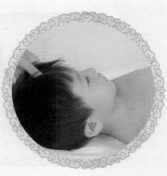

- **定位** 神庭位于头部，当前发际正中直上0.5寸。
- **按摩** 用拇指指腹稍用力，匀速回旋按揉神庭穴。

伍 揉按四神聪

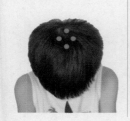

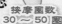
按摩圈数
30～50圈

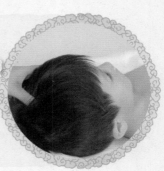

- **定位** 四神聪位于头顶部，百会前后左右各1寸，共四穴。
- **按摩** 用拇指指腹逆时针沿着四个四神聪穴揉按一圈。

陆 点按翳风

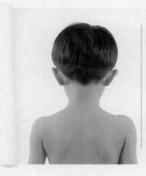

按摩时间
2～3分钟

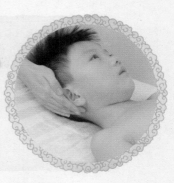

- **定位** 翳风位于耳垂后方，当乳突与下颌角之间的凹陷处。
- **按摩** 用中指指腹点按翳风穴，力度由轻至重。

穴位治病解析

　　大椎清热解表、祛风止咳；风府散热祛湿、通关开窍；天门解表发汗、明目止痛、开窍醒神；神庭宁神醒脑、降逆平喘；四神聪益智补脑，安神止痛；翳风聪耳通窍、舒经活络。六穴配伍，长期按摩，有助于缓解小儿脑炎后遗症。

小儿佝偻病

小儿佝偻病是一种以骨骼生长发育障碍和肌肉松弛为主的慢性营养缺乏疾病。多见于3岁以下的小孩,其发病原因是先天营养不足、喂养不当、维生素D缺乏等。小儿佝偻病最初多表现为精神、神经方面的症状,如烦躁不安、哭闹、夜间容易惊醒和多汗等。

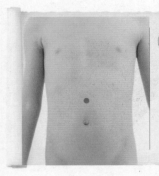

壹 揉按中脘

按摩时间
3分钟

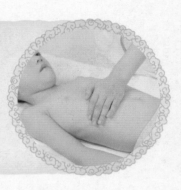

● **定位** 中脘位于上腹部,前正中线上,当脐中上4寸。

● **按摩** 搓热掌心,对准患儿中脘穴,先顺时针,再逆时针揉按。

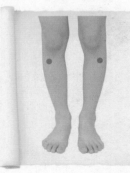

贰 揉按足三里

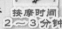

按摩时间
2～3分钟

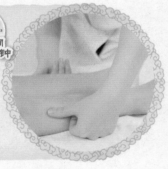

● **定位** 足三里位于小腿前外侧,当犊鼻下3寸处。

● **按摩** 用拇指指腹以顺时针方向揉按患儿两侧的足三里穴。

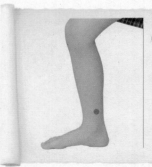

叁 揉按三阴交

按摩时间
2～3分钟

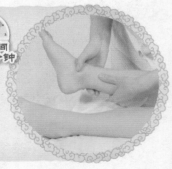

● **定位** 三阴交位于小腿内侧,内踝尖上3寸,胫骨内侧缘后方。

● **按摩** 用拇指指腹以顺时针方向揉按三阴交穴。

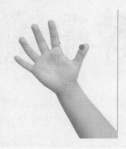

肆 补脾经

按摩次数
500次

- **定位** 脾经位于拇指桡侧缘或拇指末节螺纹面。
- **按摩** 用拇指指腹从患儿拇指指尖桡侧向指根直推，称为补脾经。

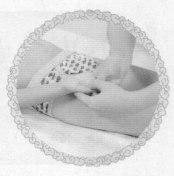

伍 补肾经

按摩次数
300次

- **定位** 肾经位于小指末节螺纹面。
- **按摩** 用拇指指腹在患儿小指螺纹面旋推，为补肾经。

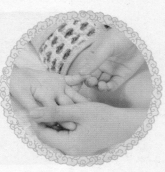

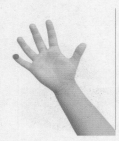

陆 推板门

按摩次数
200次

- **定位** 板门位于双手拇指近侧，在手掌肌肉隆起处。
- **按摩** 用拇指指腹自患儿大鱼际处往腕横纹处直推，为推板门。

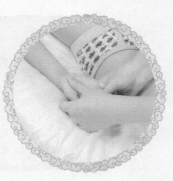

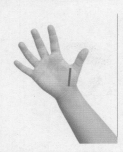

穴位治病解析

　　中脘健脾养胃、降逆利水；足三里通络导滞；三阴交通经活络、调和气血；脾经健脾养胃、调理肠道；肾经补肾益脑、清热利尿；板门健脾和胃、消食化积。六穴配伍，长期按摩，有助于缓解小儿佝偻病。

小儿注意缺陷多动障碍

小儿注意缺陷多动障碍即小儿"多动症"，与同龄儿童相比，患儿有明显的注意力不集中、易受干扰、活动过度等特征。小儿注意缺陷多动障碍是儿童时期最常见的行为障碍，通常于6岁前起病，很多患儿症状可持续到青春期，主要临床表现为注意力不集中、不适当地奔跑、爬上爬下或小动作不断、情绪激动、虐待动物、反应迟钝、学习成绩低下等。

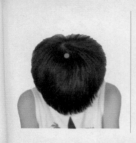

壹 按揉百会

按摩时间
2分钟

● **定位** 百会位于前发际正中直上5寸，两耳尖连线的中点处。

● **按摩** 用拇指指腹匀速回旋按揉患儿的百会穴。

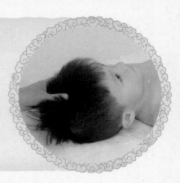

贰 按揉太阳

按摩时间
2分钟

● **定位** 太阳位于当眉梢与目外眦之间，向后约一横指的凹陷处。

● **按摩** 用拇指指腹匀速回旋按揉患儿的太阳穴。

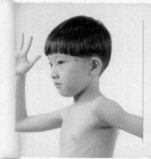

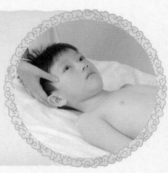

叁 按揉内关

按摩时间
2分钟

● **定位** 内关位于前臂掌侧，曲泽与大陵连线上，腕横纹上2寸。

● **按摩** 用拇指指腹匀速回旋按揉患儿的内关穴。

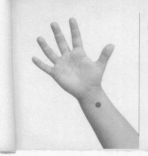

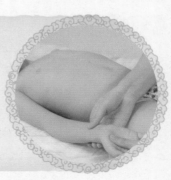

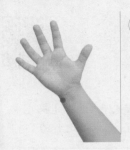

肆 按揉神门

按摩时间
2分钟

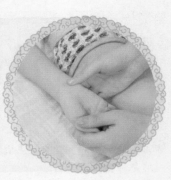

- **定位** 神门位于腕掌横纹尺侧，尺侧腕屈肌腱的桡侧凹陷处。
- **按摩** 用拇指指腹匀速回旋按揉患儿的神门穴。

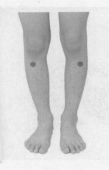

伍 揉按足三里

按摩时间
2～3分钟

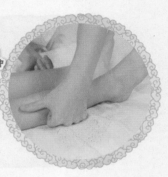

- **定位** 足三里位于小腿前外侧，当犊鼻下3寸处。
- **按摩** 用拇指指腹匀速回旋按揉患儿两侧的足三里穴。

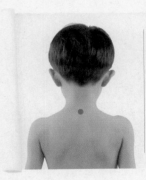

陆 推大椎

按摩次数
30次

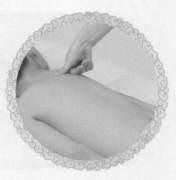

- **定位** 大椎位于背部，当第七颈椎棘突下凹陷中。
- **按摩** 用双手拇指指腹稍用力直推大椎穴。

穴位治病解析

　　百会升阳举陷、益气固脱；太阳宁神醒脑、祛风止痛；内关宁心安神、理气镇痛；神门宁心安神；足三里通络导滞；大椎清热解表、祛风止咳。六穴配伍，长期按摩，有助于缓解小儿注意缺陷多动障碍。

小儿遗尿

　　小儿遗尿是指小儿睡梦中小便自遗、醒后方觉的病症。多见于3岁以上的儿童。若3岁以上的小儿一个月内尿床次数达到3次以上，就属于不正常了，医学上之称为"遗尿症"，一般是男孩多于女孩。

壹 按揉百会

按摩时间
2～3分钟

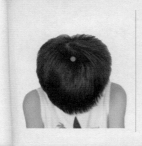

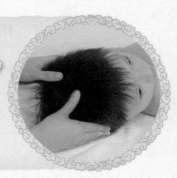

● **定位** 百会位于头部，当前发际正中直上5寸。

● **按摩** 用拇指指腹匀速回旋按揉患儿的百会穴。

贰 揉按气海

按摩时间
2～3分钟

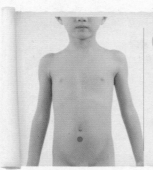

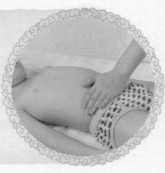

● **定位** 气海位于下腹部，前正中线上，当脐中下1.5寸。

● **按摩** 用掌心以顺时针方向揉按患儿气海穴，以潮红为度。

叁 揉按关元

按摩时间
2～3分钟

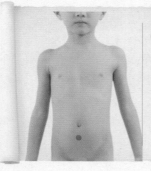

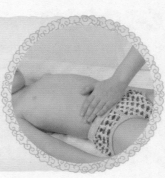

● **定位** 关元位于下腹部，前正中线上，当脐中下3寸。

● **按摩** 用掌心以顺时针方向揉按患儿关元穴，以潮红为度。

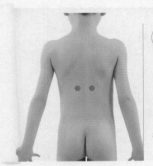

肆 点揉太溪

按摩时间
2～3分钟

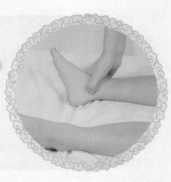

- **定位** 太溪位于足内侧，内踝与脚跟骨筋腱之间凹陷处。
- **按摩** 用拇指指腹以顺时针方向稍用力点揉太溪穴。

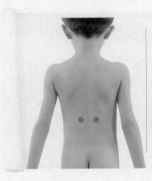

伍 推按脾俞

按摩时间
2～3分钟

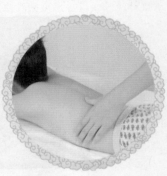

- **定位** 脾俞位于背部第十一胸椎棘突下旁开1.5寸。
- **按摩** 用拇指指腹稍用力推按脾俞穴，以皮肤潮红发热为度。

陆 推按肾俞

按摩时间
2～3分钟

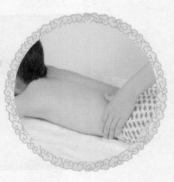

- **定位** 肾俞位于腰部，当第二腰椎棘突下，旁开1.5寸。
- **按摩** 用拇指垂直用力推按肾俞穴，以皮肤潮红发热为度。

穴位治病解析

　　百会升阳举陷、益气固脱；气海益气助阳、消食导滞；关元培补元气、泄浊通淋；太溪清热止咳；脾俞健脾和胃、止吐止泻；肾俞益肾助阳、聪耳止喘。六穴配伍，长期按摩，有助于缓解小儿遗尿。

小儿盗汗

小儿盗汗是指小孩在熟睡时全身出汗、醒则汗停的病症。对于生理性盗汗一般不主张药物治疗，而是采取相应的措施，祛除生活中导致高热的因素。中医认为，汗为心液，若盗汗长期不止，心肾元气耗伤将十分严重，多主张积极治疗其本，即健脾补气固本，以减少或杜绝呼吸道再感染的发生。

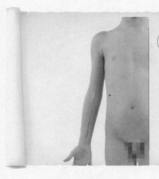

壹 清天河水

按摩次数 500 次

- **定位** 天河水位于前臂正中，自腕至肘，成一直线。
- **按摩** 食指、中指指腹并拢，从腕推向肘，称为清天河水。

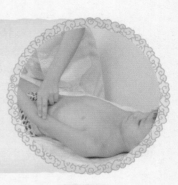

贰 揉小天心

按摩次数 300 次

- **定位** 小天心位于大小鱼际交界处，内劳宫之下，总筋之上。
- **按摩** 用拇指指腹在小天心上轻柔和缓地旋转揉动。

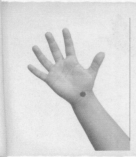

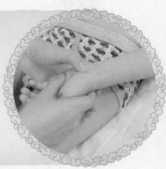

叁 补脾经

按摩次数 500 次

- **定位** 脾经位于拇指末节螺纹面。
- **按摩** 用拇指指腹从患儿拇指指尖桡侧面向指根方向直推。

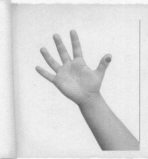

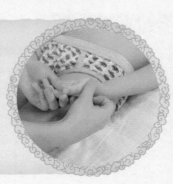

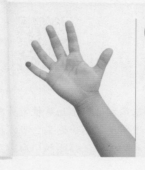

肆 补肾经

按摩次数
500 次

- **定位** 肾经位于小指末节螺纹面。

- **按摩** 以拇指螺纹面着力，在患儿小指螺纹面做环形旋推。

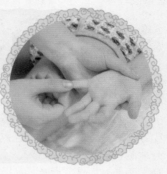

伍 揉按神门

按摩次数
100 次

- **定位** 神门位于腕掌横纹尺侧，尺侧腕屈肌腱的桡侧凹陷处。

- **按摩** 用拇指指腹以顺时针的方向揉按神门穴。

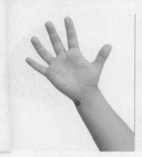

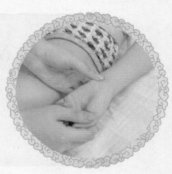

陆 按揉涌泉

按摩次数
200 次

- **定位** 涌泉位于足底中线前1/3 的凹陷处。

- **按摩** 用拇指指腹匀速回旋按揉小儿的涌泉穴。

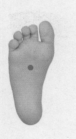

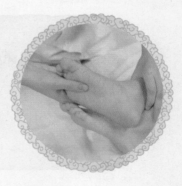

穴位治病解析

　　天河水清热解表、泻火除烦；小天心镇惊安神、消肿止痛；脾经健脾养胃、调理肠道；肾经补肾益脑、清热利尿；神门宁心安神；涌泉散热生气、聪耳明目。六穴配伍，长期按摩，有助于缓解小儿盗汗。

小儿落枕

小儿落枕在临床上并不多见，但是它的发病机理却跟成人基本相似。小儿落枕常为感受寒凉或睡姿不良等所致，以颈项强痛和转侧不利为主症。中医所说"不通则痛"可以很好地解释落枕疼痛的原因，主要是患侧胸锁乳突肌、斜方肌和肩胛提肌经脉闭阻、血脉不通、局部肌肉痉挛所致。

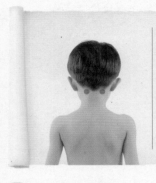

壹 推按风池

按摩时间 5分钟

- **定位** 风池位于项部，枕骨下，与风府相平，胸锁乳突肌与斜方肌上端之间的凹陷处。
- **按摩** 用拇指垂直推按风池穴。

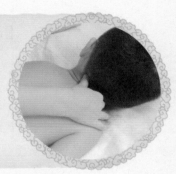

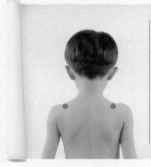

贰 推按肩井

按摩时间 5分钟

- **定位** 肩井位于肩上，前直乳中，当大椎与肩峰端连线的中点上。
- **按摩** 以拇指用力推按肩井穴。

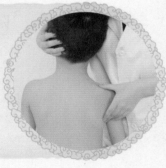

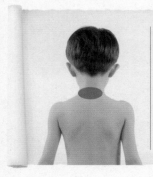

叁 点按阿是穴

按摩次数 20次

- **定位** 阿是穴多位于病灶区附近，痛点即为阿是穴。
- **按摩** 以拇指稍用力点按阿是穴，以患儿能承受为度。

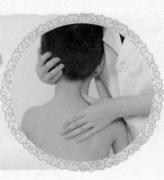

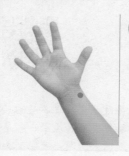

肆 点按列缺

按摩时间
2～3分钟

- **定位** 列缺位于前臂桡侧，桡骨茎突上方，腕横纹上1.5寸。
- **按摩** 以拇指指腹垂直用力点按小儿的列缺穴。

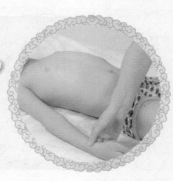

伍 点按外关

按摩时间
2～3分钟

- **定位** 外关位于前臂背侧，腕背横纹上2寸，尺骨与桡骨之间。
- **按摩** 以拇指指腹垂直用力点按小儿的外关穴。

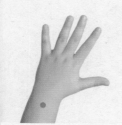

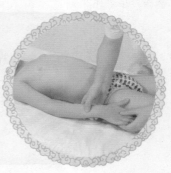

陆 点按悬钟

按摩次数
20～30次

- **定位** 悬钟位于小腿外侧外踝尖上3寸，腓骨前缘。
- **按摩** 用手指指腹垂直点按悬钟穴，以皮肤发热为度。

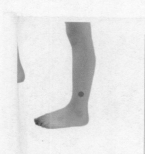

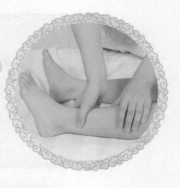

穴位治病解析

　　风池发汗解表、祛风散寒；肩井发汗解表；列缺止咳平喘，通经活络；外关补阳益气、消肿止痛；悬钟泻胆火，舒筋脉。五穴配伍，长期按摩，有助于缓解小儿落枕。再加上按摩压痛点即阿是穴，效果更佳。

小儿失眠

小儿失眠是指小儿经常性睡眠不安或难以入睡、易醒等，导致小儿睡眠不足的病症。常伴有精神状况不佳、健忘、反应迟钝、疲劳乏力等问题。婴幼儿失眠的原因一般是饥饿或过饱、身体不舒适、睡前过于兴奋、生活不规律、环境改变或嘈杂、因与亲密抚养者分离而产生焦虑。

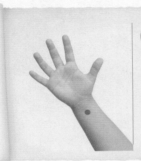

壹 按揉内关

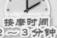
按摩时间 2～3分钟

- **定位** 内关位于前臂掌侧，腕横纹上2寸。
- **按摩** 用拇指指腹匀速回旋按揉内关穴，以皮肤潮红为度。

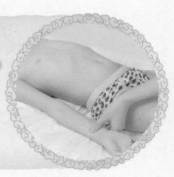

贰 按揉神门

按摩时间 2～3分钟

- **定位** 神门位于腕掌横纹尺侧，尺侧腕屈肌腱的桡侧凹陷处。
- **按摩** 用拇指指腹回旋按揉神门穴，以皮肤潮红为度。

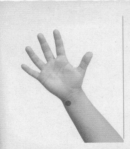

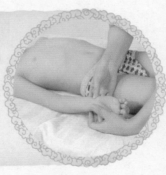

叁 按揉大陵

按摩时间 2～3分钟

- **定位** 大陵位于腕掌横纹中点，掌长肌腱与桡侧腕屈肌腱之间。
- **按摩** 用拇指指腹回旋按揉大陵穴，以皮肤潮红为度。

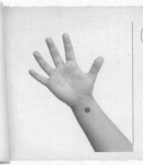

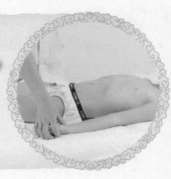

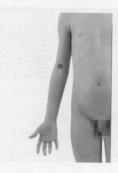

肆 按揉曲泽

按摩时间
2～3分钟

- **定位** 曲泽位于肘横纹中，当肱二头肌腱的尺侧缘。
- **按摩** 用拇指指腹匀速回旋按揉曲泽穴，以皮肤潮红为度。

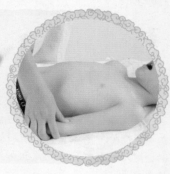

伍 揉按太冲

按摩时间
2～3分钟

- **定位** 太冲位于足背侧，当第一跖骨间隙的后方凹陷处。
- **按摩** 用拇指指腹以顺时针的方向揉按太冲穴，力度略重。

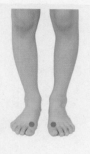

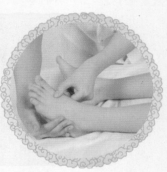

陆 揉按太溪

按摩时间
2～3分钟

- **定位** 太溪位于足内侧，内踝后方与脚跟骨筋腱之间凹陷处。
- **按摩** 用拇指指腹以顺时针方向揉按太溪穴，力度略重。

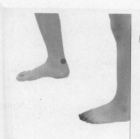

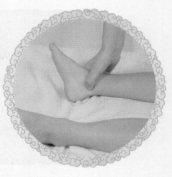

穴位治病解析

　　内关宁心安神、理气镇痛；神门宁心安神；大陵清心宁神；曲泽清心平燥；太冲疏肝养血，清利下焦；太溪清热止咳。六穴配伍，长期按摩，有助于缓解小儿失眠。

小儿湿疹

小儿湿疹是一种变态反应性皮肤病，即平常说的过敏性皮肤病。主要是对食入物、吸入物或接触物不耐受或过敏所致。患有湿疹的小儿起初皮肤发红，出现皮疹，继之皮肤发糙、脱屑，抚摩小儿的皮肤如同触摸在砂纸上一样。遇热、遇湿都可使湿疹表现显著。一般发生于2～6个月的婴儿。

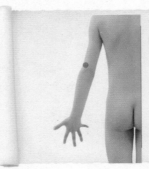

壹 按揉曲池

按摩时间 3分钟

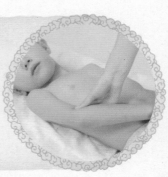

- **定位** 曲池位于肘横纹外侧端，尺泽与肱骨外上髁连线中点。
- **按摩** 用拇指指腹稍用力旋转按揉曲池穴。

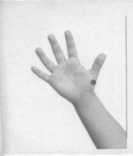

贰 按揉板门

按摩时间 3分钟

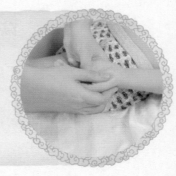

- **定位** 板门位于双手拇指近侧，在手掌肌肉隆起处。
- **按摩** 用拇指指腹稍用力旋转按揉小儿的板门穴。

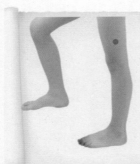

叁 按揉风市

按摩时间 3分钟

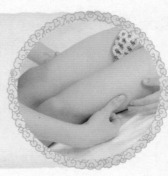

- **定位** 风市位于大腿外侧的中线上，当腘横纹上7寸。
- **按摩** 用拇指指腹稍用力旋转按揉风市穴。

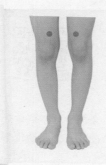

肆 按揉血海

按摩时间 3分钟

- **定位** 屈膝，血海位于大腿内侧，髌底内侧端上2寸处。
- **按摩** 用拇指指腹稍用力旋转按揉血海穴。

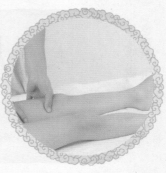

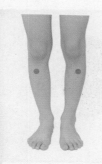

伍 按揉足三里

按摩时间 3分钟

- **定位** 足三里位于小腿前外侧，当犊鼻下3寸处。
- **按摩** 用拇指指腹稍用力旋转按揉足三里穴。

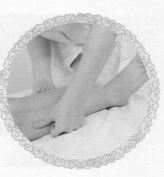

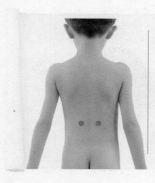

陆 推按脾俞

按摩次数 100～200次

- **定位** 脾俞位于背部，当第十一胸椎棘突下，旁开1.5寸。
- **按摩** 掌心搓热，速度稍快，用力较轻，推按脾俞穴。

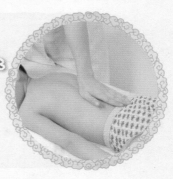

穴位治病解析

　　曲池解表退热、宣肺止咳；板门健脾和胃、消食化积；风市祛风化湿；血海调经统血，健脾化湿；足三里是常用保健穴之一；脾俞健脾和胃、止吐止泻。六穴配伍，长期按摩，有助于缓解小儿湿疹。

小儿荨麻疹

小儿荨麻疹是一种常见的过敏性皮肤病，在接触过敏原的时候，会在身体不特定的部位，冒出一块块形状、大小不一的红色斑块，这些产生斑块的部位，会发生发痒的情形。引起荨麻疹的原因很多，细菌、病毒、寄生虫都可能成为过敏原，花粉、灰尘、化学物质，甚至有的食物也能成为过敏原。

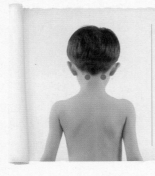

壹 点揉风池

按摩时间
2～3分钟

● **定位** 风池位于项部，当枕骨之下的凹陷处。

● **按摩** 用拇指指腹稍用力点揉小儿的风池穴。

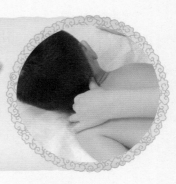

贰 点按风府

按摩时间
2～3分钟

● **定位** 风府位于后发际正中直上1寸，枕外隆骨突下。

● **按摩** 用拇指指腹稍用力点按小儿的风府穴。

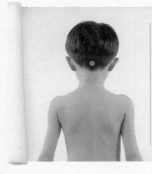

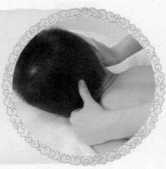

叁 横擦风门

按摩次数
50～100次

● **定位** 风门位于背部，当第二胸椎棘突下，旁开1.5寸。

● **按摩** 用单掌横擦患儿双侧的风门，反复操作，以皮肤发热为度。

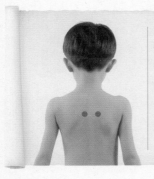

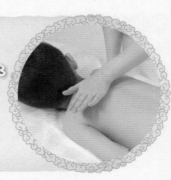

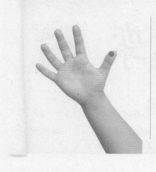

肆 推脾经

按摩次数
500 次

- **定位** 脾经位于拇指末节螺纹面。

- **按摩** 由孩子指尖推向指根为补脾经；反之称清脾经。

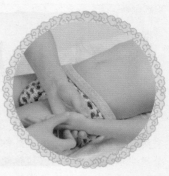

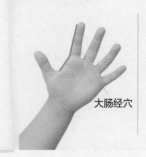

大肠经穴

伍 推大肠经

按摩次数
500 次

- **定位** 大肠经位于食指桡侧缘，指尖至虎口成一直线。

- **按摩** 拇指垂直用力从孩子食指直线推向虎口。

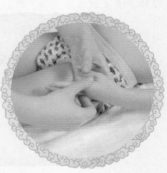

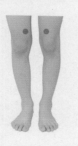

陆 捏拿血海

按摩次数
200～300 次

- **定位** 屈膝血海位于大腿内侧，髌底内侧端上 2 寸处。

- **按摩** 拇指和食中二指相对用力提捻皮肤捏拿血海穴。

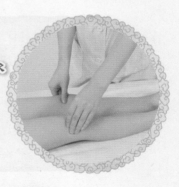

穴位治病解析

　　风池发汗解表、祛风散寒；风府散热除湿、通关开窍；风门解表通络、止咳平喘；脾经健脾养胃、调理肠道；大肠经清利肠腑、消食导滞；血海调经统血，健脾化湿。六穴配伍，长期按摩，有助于缓解小儿荨麻疹。

小儿腓肠肌痉挛

小儿腓肠肌痉挛，又称"抽筋"，是指小儿在剧烈运动中或游泳时所发生的小腿肌肉突然收缩、抽筋等症状。主要原因有外界环境影响、过度疲劳、睡眠姿势不好、睡眠过多、全身脱水失盐、缺钙、动脉硬化等。中医把本病归属"痹证"范畴，认为是寒凉之邪凝滞经脉，使气血运行不畅所致。

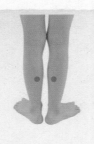

壹 按揉承山

按摩时间
1～3分钟

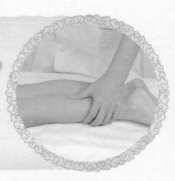

- **定位** 承山位于小腿后面正中，腓肠肌肌腹下的尖角凹陷处。
- **按摩** 用拇指指腹由轻到重按揉两侧的承山穴。

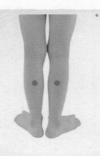

贰 按揉承筋

按摩时间
1～3分钟

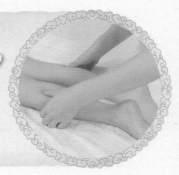

- **定位** 承筋位于小腿后面，腓肠肌肌腹中央，委中下5寸。
- **按摩** 用拇指指腹由轻到重按揉两侧的承筋穴。

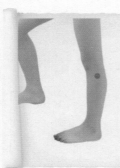

叁 弹拨阳陵泉

按摩时间
1～3分钟

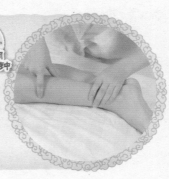

- **定位** 阳陵泉位于小腿外侧，当腓骨头前下方凹陷处。
- **按摩** 用手指弹拨阳陵泉穴，以皮肤发热为度。

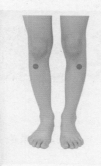

肆 搓擦足三里

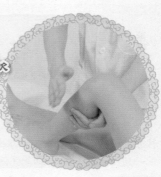

按摩次数
100～200次

- **定位** 足三里位于小腿外侧，犊鼻下3寸，距胫骨前缘一横指。
- **按摩** 两手掌相对，从足三里穴向下反复搓擦到踝上部。

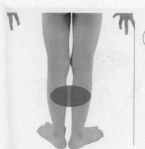

伍 揉摩阿是穴

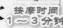
按摩时间
1～3分钟

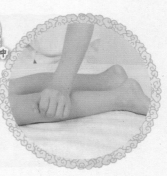

- **定位** 阿是穴多位于病变的附近，没有固定的位置和名称。
- **按摩** 将大鱼际置患侧小腿肚，轻轻揉摩，使局部肌肉放松。

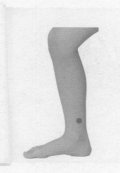

陆 点按三阴交

按摩次数
200次

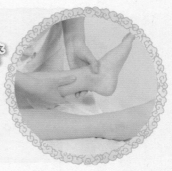

- **定位** 三阴交位于小腿内侧，内踝尖上3寸，胫骨内侧缘后方。
- **按摩** 用拇指指腹稍用力点按患儿三阴交穴。

穴位治病解析

　　承山通经活络止抽搐；承筋疏经活络；阳陵泉清热利湿、舒筋通络；足三里是常用保健穴之一；三阴交通经活络、调和气血。五穴配伍，长期按摩，有助于缓解小儿腓肠肌痉挛。再加上按揉压痛点即阿是穴，效果会更佳。

小儿急性细菌性结膜炎

急性细菌性结膜炎曾称红眼病，是由细菌感染引起的，主要通过接触传染，一般在夏秋季发病率比较高。主要临床表现有双眼红肿、眼睑肿胀、发痒、怕光、流泪、眼屎多，但一般不影响视力，如果不及时治疗，则有可能转成慢性结膜炎。

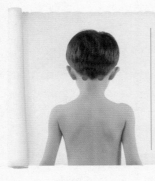

壹 揉风池

按摩时间
2～3分钟

- **定位** 风池位于后颈部，后头骨下的凹陷处，与耳垂齐平。
- **按摩** 用拇指指腹稍用力旋转按揉风池，力度适中。

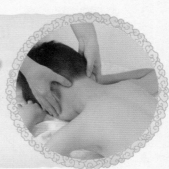

贰 阿是穴

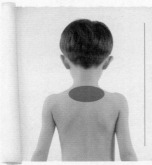

按摩次数
100～200次

- **定位** 阿是穴多位于病变的附近，没有固定的位置和名称。
- **按摩** 颈部双侧施以抹法按摩阿是穴，以皮肤发热为度。

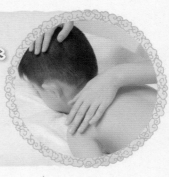

叁 推肝俞

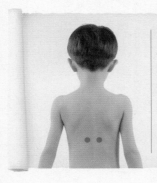

按摩时间
3分钟

- **定位** 肝俞位于背部，当第九胸椎棘突下，旁开1.5寸。
- **按摩** 一指禅推法推肝俞穴。

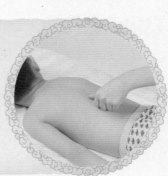

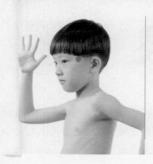

肆 揉按太阳

按摩时间
2～3分钟

- **定位** 太阳位于眉梢与目外眦之间，向后约一横指凹陷处。
- **按摩** 将中指和食指并拢，稍用力揉按太阳穴。

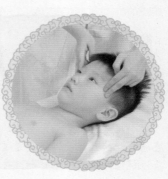

伍 清肝经

按摩次数
500次

- **定位** 肝经位于食指末节螺纹面。
- **按摩** 用拇指指腹旋转揉按肝经，称为清肝经。

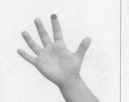

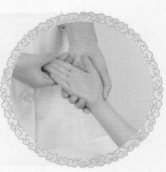

陆 推按太冲

按摩次数
50次

- **定位** 位于足背侧，当第一跖骨间隙的后方凹陷处。
- **按摩** 用食指指腹反复推按太冲穴，以局部发红为度。

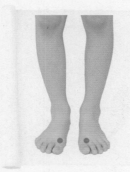

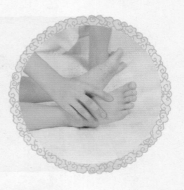

穴位治病解析

　　风池发汗解表、祛风散寒；肝俞疏肝理气、通络明目；太阳宁神醒脑、祛风止痛；肝经息风镇惊、养心安神；太冲疏肝养血，清利下焦。五穴配伍，长期按摩，有助于缓解小儿急性细菌性结膜炎。再加上按揉压痛点即阿是穴，效果会更佳。

小儿近视眼

小儿近视属于屈光不正的一种，和成人近视的特点有所不同。近视（近视眼）指眼睛在调节放松时，平行光线通过眼的屈光系统屈折后点落在视网膜之前的一种屈光状态。小儿近视指发病为儿童时期，存在调节异常、进展性、易受多因素干扰的特点。

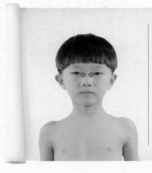

壹 按揉睛明

按摩时间 2～3分钟

- **定位** 睛明位于面部，目内眦角稍上方凹陷处。
- **按摩** 用两手中指指腹分别按揉睛明穴，由轻到重揉按此穴。

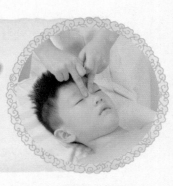

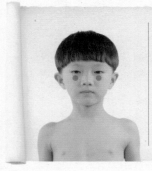

贰 按揉四白

按摩时间 2～3分钟

- **定位** 四白位于面部，瞳孔直下，当眶下缘凹陷处。
- **按摩** 用两手中指和食指指腹分别按揉两侧四白穴。

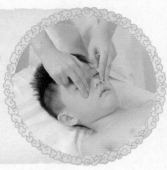

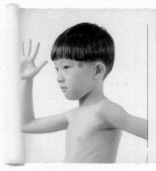

叁 按揉太阳

按摩时间 2～3分钟

- **定位** 太阳位于眉梢与目外眦之间，向后约一横指凹陷处。
- **按摩** 用食指、中指指腹稍用力旋转按揉太阳穴。

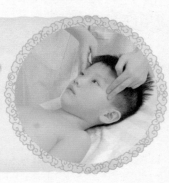

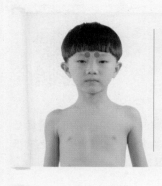

肆 点按攒竹

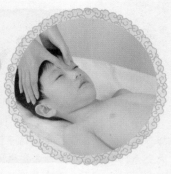

按摩次数
20～30次

- **定位** 攒竹位于面部，当眉头凹陷中，眶上切迹处。
- **按摩** 用拇指指腹稍用力点按攒竹穴，以皮肤发热为度。

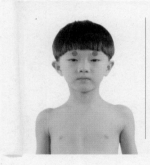

伍 点按鱼腰

按摩次数
20～30次

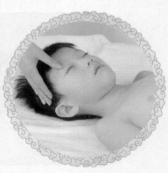

- **定位** 鱼腰位于额部，瞳孔直上，眉毛中。
- **按摩** 用拇指指腹点按鱼腰穴，以皮肤发热为度。

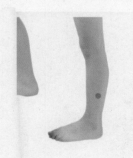

陆 揉按光明

按摩次数
50次

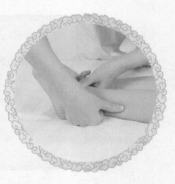

- **定位** 光明位于小腿外侧，当外踝尖穴上5寸，腓骨前缘。
- **按摩** 用拇指指腹以顺时针的方向揉按光明穴。

穴位治病解析

　　睛明降温除浊、明目安神；四白祛风明目、通经活络；太阳宁神醒脑、祛风止痛；攒竹清热明目，祛风通络；鱼腰镇惊安神、疏风通络；光明疏肝明目，活络消肿。六穴配伍，长期按摩，有助于缓解小儿近视眼。

小儿牙痛

　　小儿牙痛是指小儿牙齿由内因或外界因素而引起的疼痛，痛时往往伴有不同程度的牙龈肿胀，一般6岁左右的儿童因为乳牙开始脱落患病较多。一般来说，牙痛和龋齿也有很大关系，而龋齿产生的主要原因就是没有养成良好的口腔卫生习惯，加上小儿又好吃甜食，不注意卫生，因此容易引发龋齿，从而导致牙痛。

壹 按揉合谷

按摩时间 1～3分钟

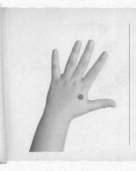

- **定位** 合谷位于手背部，第一、二掌骨之间，第二掌骨之中点。
- **按摩** 用拇指指腹顺时针方向按揉合谷穴。

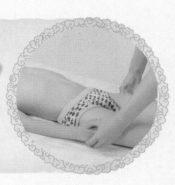

贰 按压缺盆

按摩时间 2～3分钟

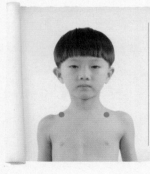

- **定位** 缺盆位于锁骨上窝中央，距前正中线4寸。
- **按摩** 用双手中指指腹按压双侧缺盆穴。

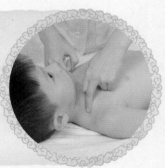

叁 点按颊车

按摩时间 2～3分钟

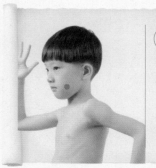

- **定位** 颊车位于面颊部，下颌角前上方约一横指（中指）。
- **按摩** 用食指和中指的指腹点按颊车穴。

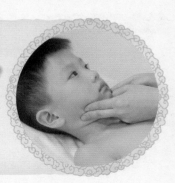

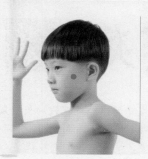

肆 点按下关

按摩时间 2～3分钟

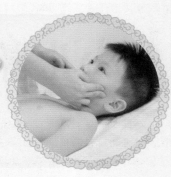

- **定位** 下关位于面部耳前方，颧弓与下颌切迹所形成的凹陷中。
- **按摩** 用食指和中指的指腹稍用力点按下关穴。

伍 点按足三里

按摩时间 3～5分钟

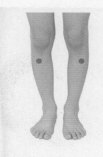

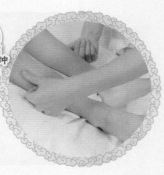

- **定位** 足三里位于小腿前外侧，犊鼻下3寸处。
- **按摩** 用拇指指腹分别点按两侧足三里穴。

陆 点按内庭

按摩时间 3～5分钟

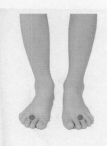

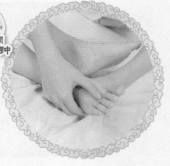

- **定位** 内庭位于足背二、三趾间，趾蹼缘后方赤白肉际处。
- **按摩** 用拇指指腹稍用力点按小儿的内庭穴。

穴位治病解析

　　合谷镇静止痛、通经活络；缺盆调理气血，清咽止咳；颊车祛风清热、消炎止痛；下关消肿止痛、益气聪耳、通关利窍；足三里是常用保健穴之一；内庭清胃泻火，理气止痛。六穴配伍，长期按摩，有助于缓解小儿牙痛。

小儿鼻炎（鼻窦炎）

小儿鼻炎是指小儿鼻腔黏膜和黏膜下组织出现的炎症，从发病的急缓及病程的长短来说，可分为急性鼻炎和慢性鼻炎。另外，还有一种十分常见的与外界环境有关的鼻炎，即过敏性鼻炎。临床以鼻塞、流涕、遇冷空气打喷嚏、记忆力减退、嗅觉差为主要症状。

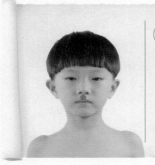

壹 点按人中

按摩时间
1～3分钟

● **定位** 人中位于面部，当人中沟的上 1/3 与中 1/3 交点处。

● **按摩** 用拇指指腹稍用力点按小儿的人中穴。

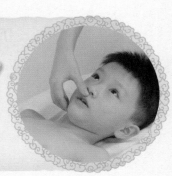

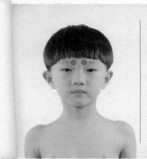

贰 按压攒竹

按摩时间
2～3分钟

● **定位** 攒竹位于面部，当眉头凹陷中，眶上切迹处。

● **按摩** 用拇指指腹按压攒竹穴。

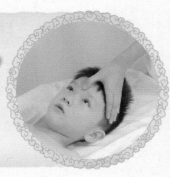

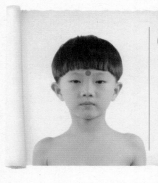

叁 按压印堂

按摩时间
2～3分钟

● **定位** 印堂位于额部，当两眉头中间。

● **按摩** 用拇指指腹按压印堂穴。

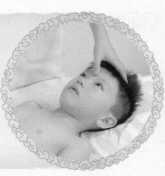

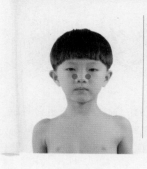

肆 推擦迎香

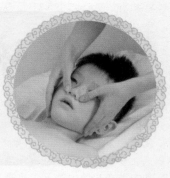

按摩时间
2～3分钟

- **定位** 迎香位于鼻翼外缘中点旁，当鼻唇沟中。
- **按摩** 用拇指指腹从鼻梁两侧至迎香穴从上向下推擦。

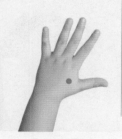

伍 按揉合谷

按摩时间
1～3分钟

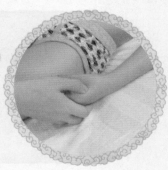

- **定位** 合谷位于第一、二掌骨之间，第二掌骨之中点。
- **按摩** 用拇指以顺时针方向按揉合谷穴，力度由轻至重。

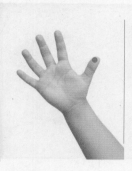

陆 补脾经

按摩次数
500次

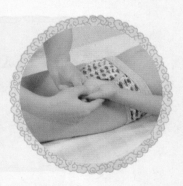

- **定位** 脾经位于拇指末节螺纹面。
- **按摩** 用拇指指腹以顺时针方向按揉脾经穴，称为补脾经。

穴位治病解析

人中醒神开窍、解痉通脉；攒竹清热明目，祛风通络；印堂清头明目、通鼻开窍；迎香祛风通窍；合谷镇静止痛、通经活络；脾经健脾养胃、调理肠道。六穴配伍，长期按摩，有助于缓解小儿鼻炎。

小儿流行性腮腺炎

流行性腮腺炎，俗称"痄腮""流腮"，是由腮腺炎病毒引起的一种急性呼吸道传染病。多见于4～15岁的儿童和青少年，频发于冬、春季。其特征为腮腺的非化脓性肿胀疼痛。本病大多数发病急骤，有恶寒发热、头痛、恶心、咽痛、食欲不振等症状，1～2天后可见耳下或两侧腮腺肿大、边缘不清、局部疼痛、咀嚼不便。

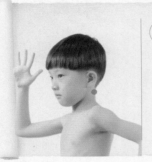

壹 点压痄腮穴

按摩次数
30次

● **定位** 痄腮穴位于耳垂后下方肿大的腮腺上缘。

● **按摩** 将食指、中指紧并点压痄腮穴，以每秒1次的频率点压。

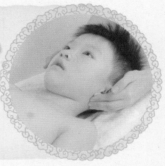

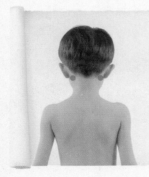

贰 点压翳风

按摩次数
80次

● **定位** 翳风位于耳垂后方，当乳突与下颌角之间的凹陷处。

● **按摩** 用中指点压翳风穴，以每秒1次的频率有节奏地点压。

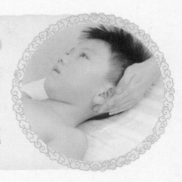

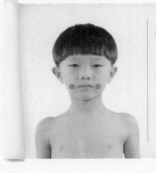

叁 点压颊车

按摩次数
60次

● **定位** 颊车位于面颊部，下颌角前上方约一横指(中指)。

● **按摩** 将食指、中指紧并点压颊车，以每秒1次的频率点压。

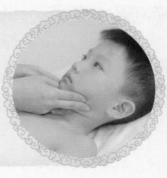

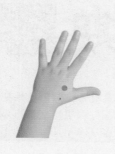

肆 扣掐合谷

按摩次数
80次

- **定位** 合谷位于第一、二掌骨之间，约当第二掌骨之中点。
- **按摩** 用中指和食指相对扣掐合谷穴，约5秒一次。

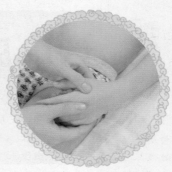

伍 清天河水

按摩次数
300～500次

- **定位** 天河水位于前臂正中，自腕至肘，成一直线。
- **按摩** 将食指和中指并拢，用指腹从腕推至肘，称清天河水。

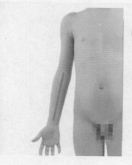

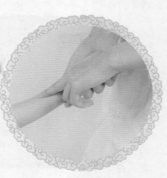

陆 捏挤角孙

按摩次数
50次

- **定位** 角孙位于头部，折耳郭向前，耳尖直上入发际处。
- **按摩** 用拇指和食指捏挤角孙，一提一捏为1次。

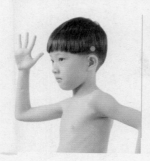

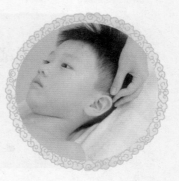

穴位治病解析

　　痄腮穴是治疗小儿流行性腮腺炎的特效穴；翳风聪耳通窍、舒经活络；颊车祛风清热、消炎止痛；合谷镇静止痛、通经活络；天河水清热解表、泻火除烦；角孙除湿、降浊、明目。六穴配伍，长期按摩，有助于缓解小儿流行性腮腺炎。

小儿麻痹急性期

小儿麻痹症，又称脊髓灰质炎，是由脊髓灰质炎病毒引起的急性传染病。急性期症状为发热、多汗、乏力、咳嗽，或恶心、呕吐、腹泻等，持续1～3天。明显症状为知觉过敏性疼痛，下肢局部会出现肌肉疼痛，或四肢及面部肌肉无力。多见于1～5岁的儿童。本病流行期间，儿童应少去人群众多场所，避免过分疲劳和受凉。

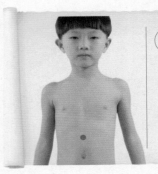

壹 摩按中脘

按摩次数 100次

- **定位** 中脘位于上腹部，前正中线上，当脐中上4寸。
- **按摩** 掌心搓热，以顺时针方向摩按患儿中脘穴。

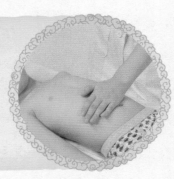

贰 推按脾俞

按摩次数 20～30次

- **定位** 脾俞位于背部，当第十一胸椎棘突下，旁开1.5寸。
- **按摩** 双手拇指指腹推按脾俞穴以皮肤潮红发热为度。

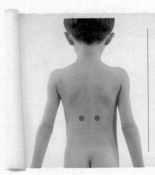

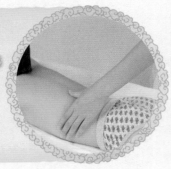

叁 推按胃俞

按摩次数 50～100次

- **定位** 胃俞位于背部，当第十二胸椎棘突下，旁开1.5寸。
- **按摩** 双手拇指指腹推按胃俞穴以皮肤潮红发热为度。

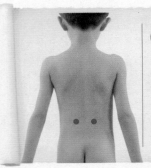

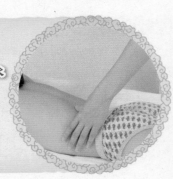

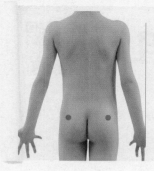

肆 推按环跳

按摩次数 20～30次

- **定位** 环跳位于股外侧，当股骨大转子最凸点与骶管裂孔连线的外 1/3 与中 1/3 交点处。
- **按摩** 用拇指指腹推按环跳穴。

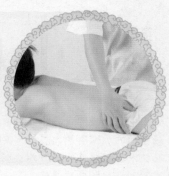

伍 点按阳陵泉

按摩时间 1～3分钟

- **定位** 阳陵泉位于小腿外侧，当腓骨头前下方凹陷处。
- **按摩** 用拇指指腹稍用力点按小儿阳陵泉穴。

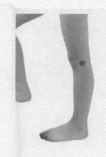

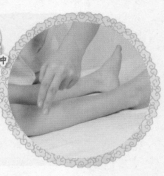

陆 点按委中

按摩时间 1～3分钟

- **定位** 委中位于腘横纹中点，股二头肌腱与半腱肌肌腱的中间。
- **按摩** 食指、中指紧并，用指腹稍用力点按两侧委中穴。

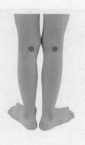

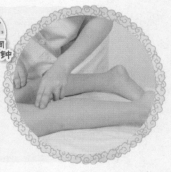

穴位治病解析

　　中脘健脾养胃、降逆利水；脾俞健脾和胃、止吐止泻；胃俞和胃助运、消食化积；环跳利腰腿、通经络；阳陵泉清热利湿、舒筋通络；委中疏通经络、息风止痉。六穴配伍，长期按摩，有助于缓解小儿麻痹急性期。

小儿肠梗阻

小儿肠梗阻是指小儿肠管内或肠管外的病变引起肠内容物通过障碍的病症。一般引起肠梗阻的原因有两大类，一类叫机械性肠梗阻，另一类叫功能性肠梗阻。前者多由肠闭锁、肠狭窄、肠粘连、肠肿瘤、肠扭转等所致，后者则多由消化不良、肠炎、腹膜炎、腹部手术后等引起肠麻痹所致。

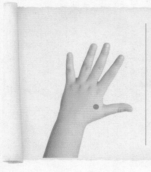

壹 推按合谷

按摩时间 1～3分钟

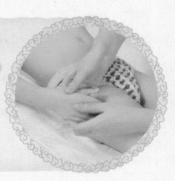

● **定位** 合谷位于手背部，当第一、二掌骨之间，约当第二掌骨之中点。

● **按摩** 用拇指指腹推按合谷穴。

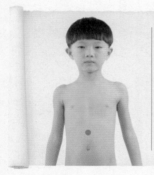

贰 揉按中脘

按摩时间 1～3分钟

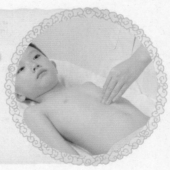

● **定位** 中脘位于上腹部，前正中线上，当脐中上4寸。

● **按摩** 五指合拢成锥状，以顺时针方向揉按患儿中脘穴。

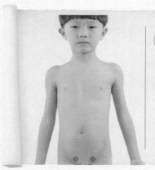

叁 按压气冲

按摩次数 30次

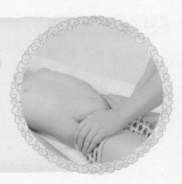

● **定位** 气冲位于腹股沟上方，脐下5寸，距前正中线2寸处。

● **按摩** 用手掌按压两侧气冲穴，一压一提为一次。

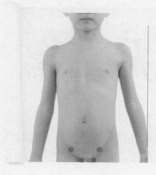

肆 按压归来

按摩次数
30次

- **定位** 归来位于下腹部，当脐中下4寸，距前正中线2寸。
- **按摩** 用手掌按压两侧归来穴，一压一提为一次。

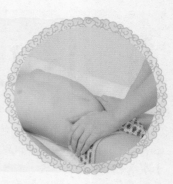

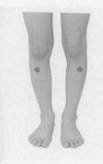

伍 点按足三里

按摩时间
1~3分钟

- **定位** 足三里位于小腿前外侧，犊鼻下3寸处。
- **按摩** 用手指指腹稍用力点按两侧足三里穴。

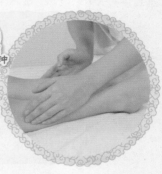

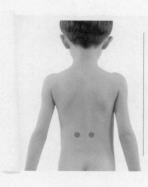

陆 点按脾俞

按摩时间
2~3分钟

- **定位** 脾俞位于背部，当第十一胸椎棘突下，旁开1.5寸。
- **按摩** 掌根着力于脾俞穴上，反复揉按至皮肤发热为佳。

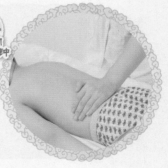

穴位治病解析

　　合谷镇静止痛、通经活络；中脘健脾养胃、降逆利水；气冲理气止痛；归来温经理气；足三里是常用保健穴之一；脾俞健脾和胃、止吐止泻。六穴配伍，长期按摩，有助于缓解小儿肠梗阻。

小儿手足口病

　　小儿手足口病是一种儿童传染病，主要病源是肠道病毒。常见于 5 岁以下儿童，主要症状为手、足和口腔黏膜出现疱疹或破溃后形成溃疡。常见症状表现有发热，口腔黏膜、手掌或脚掌出现米粒大小的疱疹，疼痛明显，疱疹周围有炎性红晕，疱内液体较少。部分患儿伴有咳嗽、流涕、食欲不振、恶心、呕吐、头疼等症状。

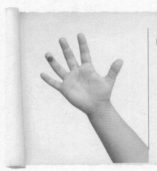

壹 清肺经

按摩次数
500 次

● **定位** 肺经位于无名指末节螺纹面。

● **按摩** 用拇指自患儿无名指指腹向指根方向直推，为清肺经。

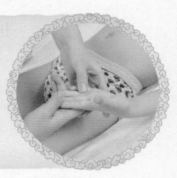

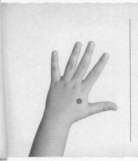

贰 掐揉合谷

按摩次数
100～200 次

● **定位** 合谷位于手背部，当第一、二掌骨之间，约当第二掌骨之中点。

● **按摩** 用拇指指尖掐揉合谷穴。

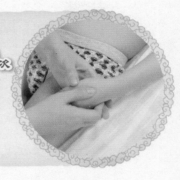

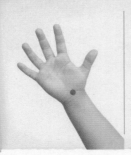

叁 掐揉小天心

按摩次数
200～300 次

● **定位** 小天心位于手掌大小鱼际交接处的凹陷中。

● **按摩** 用拇指指尖掐揉小天心穴，以局部酸痛为度。

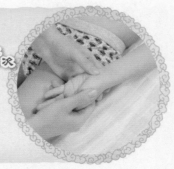

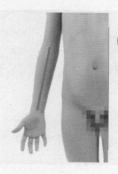

(肆) 清天河水

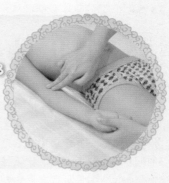

按摩次数
300～500 次

- **定位** 天河水位于前臂正中，自腕至肘，成一直线。
- **按摩** 用食指、中指指面自腕推向肘，称为清天河水。

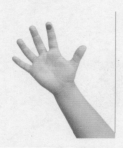

(伍) 清肝经

按摩次数
300～500 次

- **定位** 肝经位于食指末节螺纹面。
- **按摩** 用食指自患儿食指指腹向指根方向直推，称为清肝经。

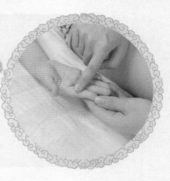

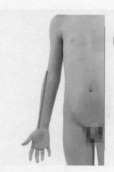

(陆) 推三关

按摩次数
300～500 次

- **定位** 三关位于前臂桡侧，阳池至曲池成一直线。
- **按摩** 用食指、中指自腕推向肘，称为推三关。

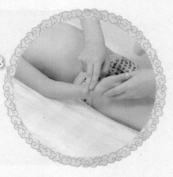

穴位治病解析

　　肺经宣肺理气、清热止咳；合谷镇静止痛、通经活络；小天心镇惊安神、消肿止痛；天河水清热解表、泻火除烦；肝经息风镇惊、养心安神；三关温阳散寒、发汗解表。六穴配伍，长期按摩，有助于缓解小儿手足口病。

小儿地方性甲状腺肿大

小儿地方性甲状腺肿大主要因为缺碘，是一种地方性流行疾病。按地区分布可分为地方性和散发性两种，主要多见于远离沿海及海拔高的山区，土壤、水和食物中含碘量极少的地区。早期症状为甲状腺轻、中度弥漫性肿大，质软，无压痛。极少数明显肿大者出现呼吸困难、吞咽困难、声音嘶哑、刺激性咳嗽等症状。

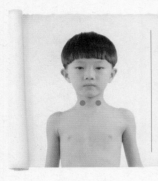

壹 推按人迎

按摩时间 2～3分钟

- **定位** 人迎位于颈部，胸锁乳突肌前缘，颈总动脉搏动处。
- **按摩** 用手掌根部推按人迎，以皮肤潮红发热为度。

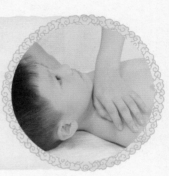

贰 推按天突

按摩时间 2～3分钟

- **定位** 天突位于颈部，当前正中线上，胸骨上窝中央。
- **按摩** 用手掌根部推按天突穴，以皮肤潮红发热为度。

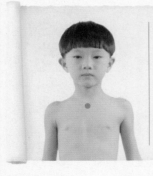

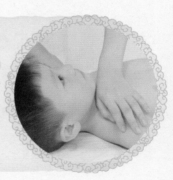

叁 推按膻中

按摩时间 2～3分钟

- **定位** 膻中位于胸部，平第四肋间，两乳头连线的中点。
- **按摩** 用掌根推按膻中穴，以皮肤潮红发热为度。

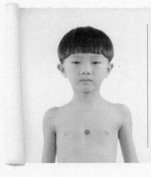

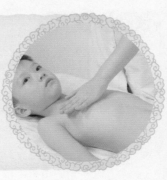

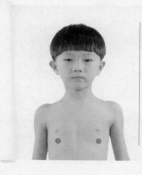

肆 推按期门

按摩时间
2～3分钟

- **定位** 期门位于乳头下，第六肋间隙，前正中线旁开4寸。
- **按摩** 用掌根推按期门穴，以皮肤潮红发热为度。

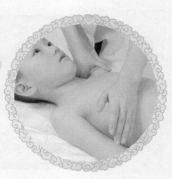

伍 点按太冲

按摩次数
20次

- **定位** 太冲位于足背侧，当第一跖骨间隙的后方凹陷处。
- **按摩** 用食指指腹匀速用力点按小儿太冲穴。

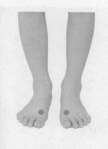

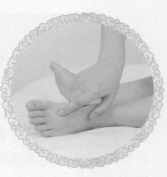

陆 推风池

按摩时间
2～3分钟

- **定位** 风池位于项部，当枕骨之下的凹陷处，与风府相平。
- **按摩** 用小鱼际推风池穴，推至肩部，以皮肤潮红发热为度。

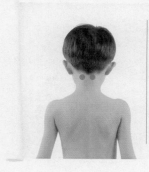

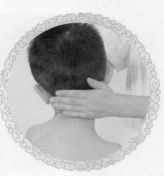

穴位治病解析

人迎利咽散结、理气平喘；天突降逆止呕、理气平喘；膻中理气止痛、生津增液；期门疏肝利气活血；太冲疏肝养血、清利下焦；风池发汗解表、祛风散寒。六穴配伍，长期按摩，有助于缓解小儿地方性甲状腺肿大。

小儿冻疮

小儿冻疮是由于寒冷的天气刺激体表血管，促使局部血液循环不良，发生瘀血而造成局部组织损伤。小孩在冬季或立春季节最容易患冻疮，常见于手背、脚跟、手指、脚趾、小腿、鼻头等部位。皮肤暴露于寒冷、潮湿的环境是发生冻疮的主要危险因素。

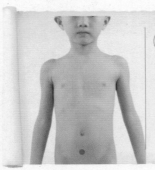

壹 揉按关元

按摩时间 1～3分钟

- **定位** 关元位于下腹部，前正中线上，当脐中下3寸。
- **按摩** 双手搓热掌心，用手掌揉按关元穴，以发热为度。

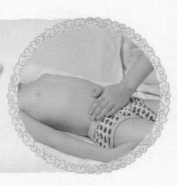

贰 揉按外关

按摩时间 1～3分钟

- **定位** 外关位于前臂背侧，腕背横纹上2寸，尺骨与桡骨之间。
- **按摩** 用拇指指腹轻柔地揉按小儿外关穴。

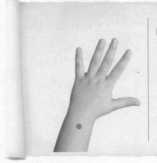

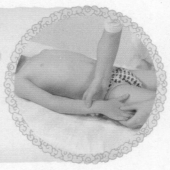

叁 揉按合谷

按摩时间 1～3分钟

- **定位** 合谷位于第一、二掌骨之间，约当第二掌骨之中点。
- **按摩** 用拇指指腹轻柔地揉按小儿合谷穴。

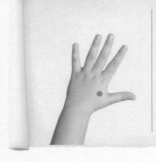

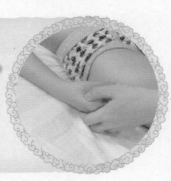

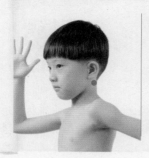

肆 点按翳风

按摩时间
1～3分钟

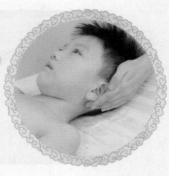

● **定位** 翳风位于耳垂后方，当乳突与下颌角之间的凹陷处。

● **按摩** 用中指指腹点按两侧翳风穴。

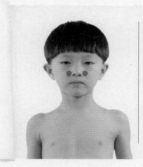

伍 点按迎香

按摩时间
1～3分钟

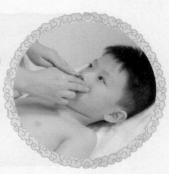

● **定位** 迎香位于鼻翼外缘中点旁，当鼻唇沟中。

● **按摩** 用中指指端点按两侧迎香穴。

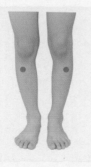

陆 顶压足三里

按摩时间
3～5分钟

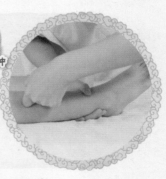

● **定位** 足三里位于小腿前外侧，当犊鼻下3寸处。

● **按摩** 食指弯曲，用指关节顶压足三里穴。

穴位治病解析

　　关元培补元气、泄浊通淋；外关补阳益气、消肿止痛；合谷镇静止痛、通经活络；翳风聪耳通窍、舒经活络；迎香祛风通窍；足三里是常用保健穴之一。六穴配伍，长期按摩，有助于缓解小儿冻疮。

小儿肥胖

　　小儿肥胖是指小儿体重超过同性别、同年龄健康儿，一定程度的明显超重与脂肪层过厚症状，是体内脂肪，尤其是三酰甘油积聚过多而导致的一种状态。本症状是由于食物摄入过多或机体代谢改变而导致体内脂肪积聚过多，造成体重过度增长并引起人体病理、生理改变的。

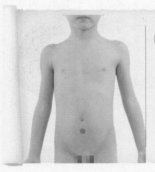

壹 摩擦关元

按摩时间 5分钟

● **定位** 关元位于下腹部，前正中线上，脐中下3寸。

● **按摩** 用手掌环形摩擦小儿关元穴及周围。

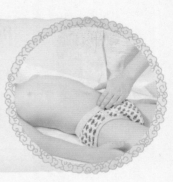

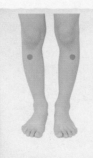

贰 揉按足三里

按摩时间 5分钟

● **定位** 足三里位于小腿前外侧，犊鼻下3寸处。

● **按摩** 用拇指指腹放于足三里穴上揉按，以局部酸胀为佳。

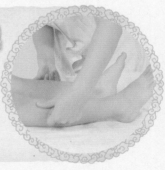

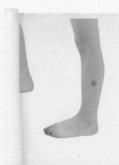

叁 按揉丰隆

按摩时间 5分钟

● **定位** 丰隆位于小腿前外侧，当外踝尖上8寸。

● **按摩** 用拇指指腹匀速回旋按揉两侧丰隆穴，力度适中。

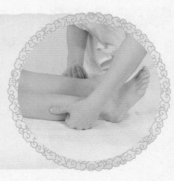

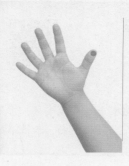

肆 清脾经

按摩次数
300～500 次

- **定位** 脾经位于拇指末节螺纹面。
- **按摩** 用拇指指腹顺时针按揉脾经穴，称为补脾经。

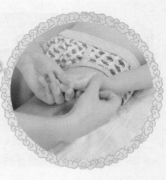

伍 顺运外八卦

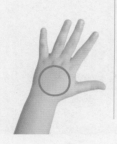

按摩次数
300～500 次

- **定位** 外八卦位于手背外劳宫周围，与内八卦相对处。
- **按摩** 让小儿掌心向下，用拇指指尖做顺时针方向掐运。

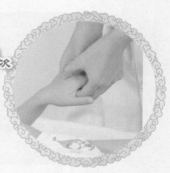

陆 摩腹

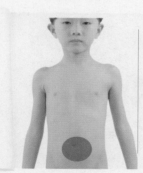

按摩次数
100～200 次

- **定位** 腹即小儿腹部。
- **按摩** 手掌放在小儿腹部上，在皮肤表面做顺时针回旋性摩动。

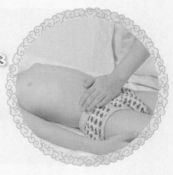

穴位治病解析

　　关元、足三里可补气健脾、升清降浊；丰隆是祛湿化痰的要穴；清脾经可健脾调中、消食化痰；运外八卦可宽胸理气、通滞散结；摩腹可消食通便。六穴合用，可有效改善小儿肥胖症状。

小儿疳积

小儿疳积是由进食不规律或多种疾病因素影响所导致的慢性营养障碍性疾病，常见于1～5岁的儿童。其主要症状为疲乏无力、面黄肌瘦、烦躁爱哭、睡眠不安、食欲不振、体重逐渐减轻、毛发干枯稀疏等。

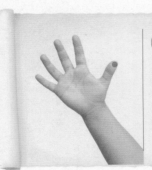

壹 补脾经

按摩次数
300～500次

- **定位** 脾经位于拇指末节螺纹面。
- **按摩** 用拇指指腹自患儿拇指尖往指根方向直推，反复操作。

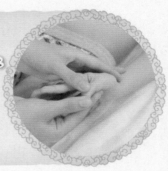

贰 推揉板门

按摩次数
300次

- **定位** 板门位于手掌大鱼际处。
- **按摩** 用拇指指腹揉按板门穴10秒，然后微用力自患儿拇指根大鱼际处往腕横纹处直推。

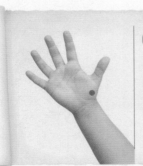

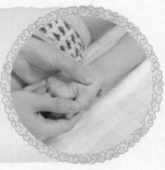

叁 清大肠经

按摩次数
300～500次

- **定位** 大肠经位于食指桡侧边，从指尖至虎口边缘处。
- **按摩** 用食指指腹从患儿虎口沿桡侧缘直推至食指尖，反复推拿。

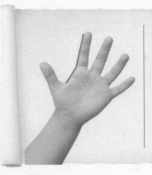

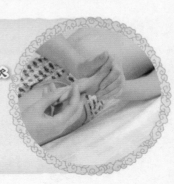

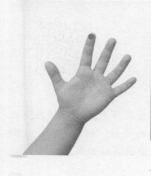

肆 平肝经

按摩次数
300～500次

- **定位** 肝经位于食指末节螺纹面。
- **按摩** 用食指指腹旋转揉按肝经，称为清肝经。

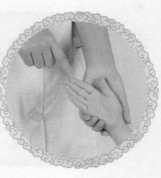

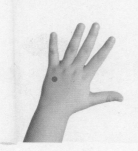

伍 揉二马

按摩次数
300～500次

- **定位** 二马位于手背无名指及小指掌指关节后凹陷中。
- **按摩** 用拇指指腹稍用力旋转按揉此穴，称为揉二马。

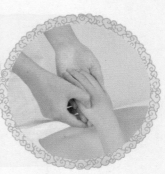

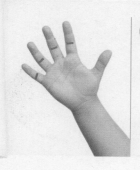

陆 掐四横纹

按摩时间
3～5分钟

- **定位** 四横纹位于掌面，食指、中指、无名指、小指第一指间关节的4条横纹。
- **按摩** 用拇指指端依次掐四横纹。

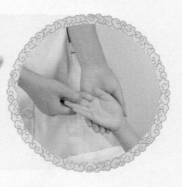

穴位治病解析

　　补脾经可健脾调中、补血生肌、消食化积；推揉板门可健脾和胃、消食化积；清大肠经可清利肠腑、消食导滞；平肝经可清心除烦，改善患儿烦躁爱哭、睡眠不安症状；揉二马可顺气散结、清利下焦；掐四横纹可退热除烦、散结消食，是治疗疳积的特效穴。六穴配伍，可有效改善小儿疳积。

小儿面瘫

面瘫也叫面神经麻痹，俗称"吊线风""歪嘴病"。临床主要表现为病侧面部表情肌瘫痪，眼睑不能闭合，鼻唇沟变平坦，口角下垂，流涎，不能皱额蹙眉，额纹消失，鼓腮漏气，示齿困难，口腔齿颊间常有食物存积等，部分病人耳或乳突部有疼痛感。

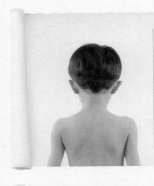

壹 揉掐风池

按摩时间 2～3分钟

● **定位** 风池位于项部，枕骨之下的凹陷处，与风府相平。

● **按摩** 双手拇指指尖放于患儿两侧风池穴上，以适当力度揉掐。

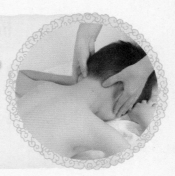

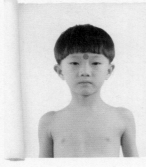

贰 揉按印堂

按摩次数 50次

● **定位** 印堂位于额部，当两眉头中间。

● **按摩** 用拇指在印堂穴上揉按，做力度轻柔和缓的旋转。

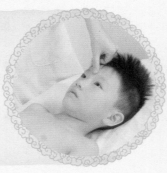

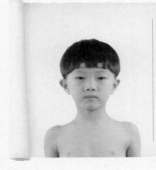

叁 揉按阳白

按摩时间 3～5分钟

● **定位** 阳白位于前额部，当瞳孔直上，眉上1寸。

● **按摩** 用拇指指腹揉按阳白穴，以皮肤微有潮红为佳。

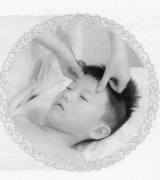

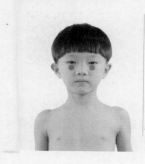

肆 揉按四白

按摩时间
3～5分钟

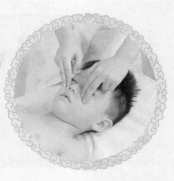

- **定位** 四白位于面部，瞳孔直下，当眶下缘凹陷处。
- **按摩** 用食指、中指指腹揉按四白穴，以皮肤潮红为度。

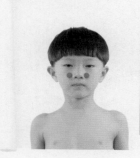

伍 点按迎香

按摩次数
30次

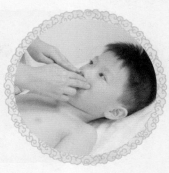

- **定位** 迎香位于鼻翼旁开0.5寸，当鼻唇沟中。
- **按摩** 食指紧并于中指，用指腹点按迎香穴。

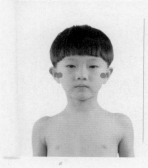

陆 揉按下关

按摩次数
200～300次

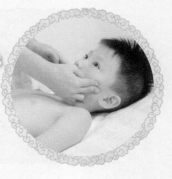

- **定位** 下关位于面部耳前方，颧弓与下颌切迹所形成的凹陷中。
- **按摩** 食、中两指指腹放于下关穴上力度轻柔地揉按。

穴位治病解析

　　风池发汗解表、祛风散寒；印堂清头明目、通鼻开窍；阳白清头明目、祛风泻热；四白祛风明目、通经活络；迎香祛风通窍；下关消肿止痛、益气聪耳、通关利窍。六穴配伍，长期按摩，有助于缓解小儿面瘫。

小儿痱子

夏季是痱子高发期。由于气温高、湿度大、出汗多又不容易蒸发，使汗液浸渍表皮角质层，导致汗腺导管口闭塞，汗液潴留于皮内，引起痱子。在儿童中极为常见，主要是小儿的新陈代谢功能本身就比成年人快，再加上活泼好动，很容易出汗，皮肤又细嫩，所以极易发生痱子。

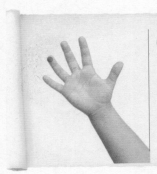

壹 清肺经

按摩次数 100次

● **定位** 肺经位于无名指末节螺纹面。

● **按摩** 用食指指腹从患儿无名指指尖向指根直推，称清肺经。

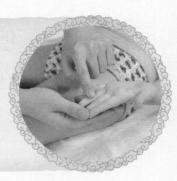

贰 清心经

按摩次数 100次

● **定位** 心经位于中指末节螺纹面。

● **按摩** 用拇指指腹从患儿中指指尖往指根处直推，称清心经。

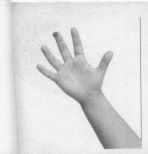

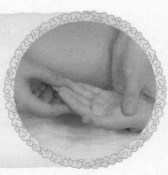

叁 推天河水

按摩次数 100次

● **定位** 天河水位于前臂正中，腕横纹至肘横纹，成一直线。

● **按摩** 用食指指腹从患儿腕横纹推向肘横纹，称推天河水。

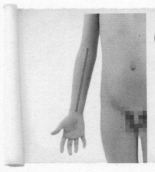

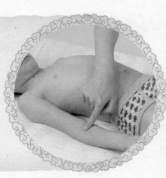

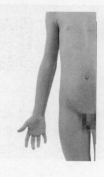

肆 推六腑

按摩次数
100次

- **定位** 六腑位于前臂尺侧，阴池穴至肘横纹，成一直线。
- **按摩** 用食指、中指指腹，从患儿肘横纹处推向腕横纹处。

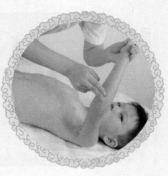

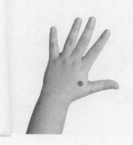

伍 揉按合谷

按摩时间
2～3分钟

- **定位** 合谷位于第一、二掌骨之间，约当第二掌骨之中点。
- **按摩** 用拇指指尖轻轻揉按合谷穴。

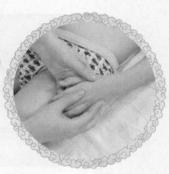

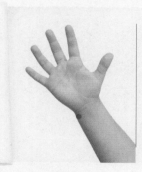

陆 掐按神门

按摩次数
10～20次

- **定位** 神门位于腕掌横纹尺侧，尺侧腕屈肌腱的桡侧凹陷处。
- **按摩** 用拇指指尖逐渐用力掐按小儿神门穴。

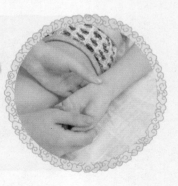

穴位治病解析

　　肺经宣肺理气、清热止咳；心经养心安神、清热除烦；天河水清热解表、泻火除烦；六腑清热解毒、消肿止痛；合谷镇静止痛、通经活络；神门宁心安神。六穴配伍，长期按摩，有助于缓解小儿痱子。

小儿惊吓

　　由于小儿神经系统尚未发育完全，对外界突然发生的强烈刺激，如声音、光线、跌落等各种因素不能充分适应，使小儿神经系统产生暂时性功能失调，导致精神方面出现一些异常症状。其主要症状表现为哭闹不休、睡眠不安、气色不正、不思饮食、口唇周围呈青色。

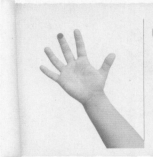

壹 清心经

按摩次数 100次

- **定位** 心经位于中指末节螺纹面。
- **按摩** 用拇指指腹从患儿中指指尖往指根处直推，称清心经。

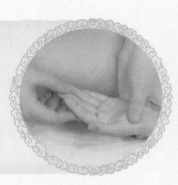

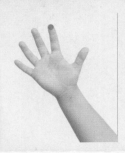

贰 清肝经

按摩次数 100次

- **定位** 肝经位于食指末节螺纹面。
- **按摩** 用拇指指腹从患儿食指指尖往指根处直推，称清肝经。

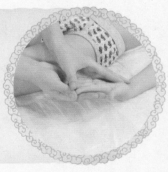

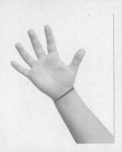

叁 分推大横纹

按摩次数 100次

- **定位** 腕横纹即为大横纹。
- **按摩** 用双手拇指从患儿大横纹正中总筋处向两侧分推，称为分推大横纹。

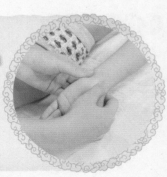

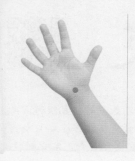

肆 揉小天心

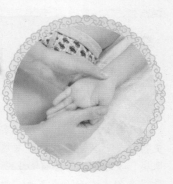

按摩次数
60～100次

- **定位** 小天心位于大小鱼际交接凹陷中。
- **按摩** 用拇指指尖揉按患儿小天心穴,称为揉小天心。

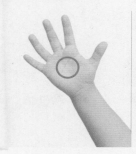

伍 运内八卦

按摩次数
100次

- **定位** 内八卦位于掌心内劳宫四周。
- **按摩** 拇指指腹揉运患儿手掌的内八卦,称为运内八卦。

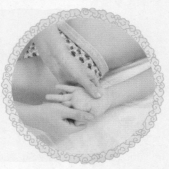

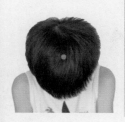

陆 摩擦囟门

按摩次数
50～100次

- **定位** 囟门位于前发际正中直上2寸,百会穴前的凹陷中。
- **按摩** 用拇指指腹轻轻地摩擦囟门穴。

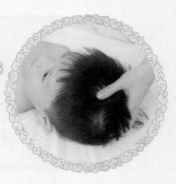

穴位治病解析

　　心经养心安神、清热除烦;肝经息风镇惊、养心安神;大横纹行滞消食、养心安神;小天心镇惊安神、消肿止痛;内八卦宽胸利膈、降气平喘;囟门祛风定惊、益智健脑。六穴配伍,长期按摩,有助于缓解小儿惊吓。

小儿心肌炎

　　小儿心肌炎是儿童较为常见的心脏疾病，是由于各种原因引起的心肌局限性或弥漫性炎性病变。其主要症状有发热、疲乏、多汗、心慌、气急、心前区闷痛等，一旦确诊为心肌炎，要避免患儿感冒和上呼吸道感染。患儿居室要通风，多晒太阳。患儿不宜剧烈运动，要多食维生素C含量高的食物。

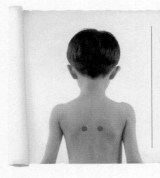

壹 推揉心俞

按摩时间 2～3分钟

- **定位** 心俞位于背部，当第五胸椎棘突下，旁开1.5寸。
- **按摩** 食指、中指、无名指三指紧并，推揉患儿心俞穴。

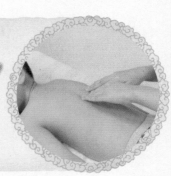

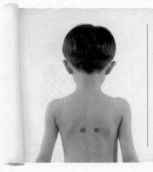

贰 推揉膈俞

按摩时间 2～3分钟

- **定位** 膈俞位于背部，当第七胸椎棘突下，旁开1.5寸。
- **按摩** 食指、中指、无名指三指紧并，推揉患儿膈俞穴。

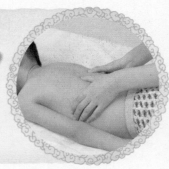

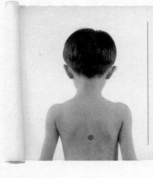

叁 点按至阳

按摩次数 100次

- **定位** 至阳位于背部后正中线上，第七胸椎棘突下凹陷中。
- **按摩** 指、中指紧并，稍用力点按患儿至阳穴。

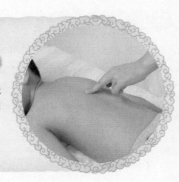

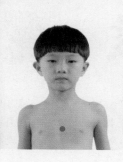

肆 摩膻中

按摩时间
3分钟

- **定位** 膻中位于胸部,平第四肋间,两乳头连线的中点。
- **按摩** 手掌心吸定膻中穴,轻摩患儿胸前的膻中穴。

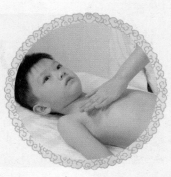

伍 掐揉内关

按摩次数
100次

- **定位** 内关位于前臂掌侧,腕横纹上2寸。
- **按摩** 用拇指轻微掐揉患儿前臂的内关穴。

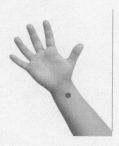

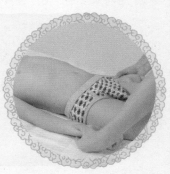

陆 点揉神门

按摩时间
2分钟

- **定位** 神门位于腕掌横纹尺侧,尺侧腕屈肌腱的桡侧凹陷处。
- **按摩** 用拇指指腹以点二下揉三下的频率点揉神门穴。

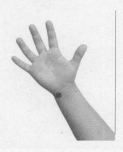

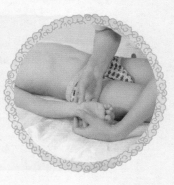

穴位治病解析

　　心俞安神益智、疏肝解郁;膈俞养血和营、理气止痛;至阳壮阳益气、安和五脏;膻中理气止痛、生津增液;内关宁心安神、理气镇痛;神门宁心安神。六穴配伍,长期按摩,有助于缓解小儿心肌炎。

小儿百日咳

小儿百日咳是小儿常见的一种呼吸道传染性疾病，是由百日咳杆菌所引起。以阵发性痉挛咳嗽，伴有鸡鸣样吸气声或吸气样吼声为其主要特征。病程长，长达2～3个月。发病初期，表现为流鼻涕、打喷嚏、低热、轻微咳嗽，数日后咳嗽加重，转变为阵咳或剧烈咳嗽，可持续2～3周，咳后伴有一次鸡鸣样吸气声。

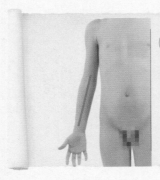

壹 清天河水

按摩次数 500次

- **定位** 天河水位于前臂正中，腕横纹至肘横纹，成一直线。
- **按摩** 用食指、中指指腹从患儿腕横纹推向肘横纹，称清天河水。

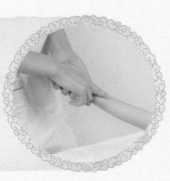

贰 推六腑

按摩次数 300次

- **定位** 六腑位于前臂尺侧，阴池穴至肘横纹，成一直线。
- **按摩** 用拇指指腹沿患儿前臂尺侧从肘推向腕横纹处。

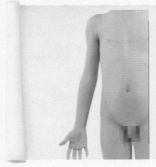

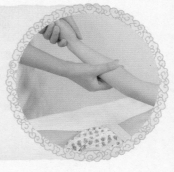

叁 揉天突

按摩时间 2～3分钟

- **定位** 天突位于颈部，当前正中线上，胸骨上窝中央。
- **按摩** 将食指、中指紧并，轻揉患儿颈部天突穴。

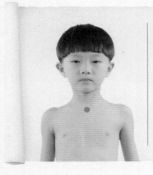

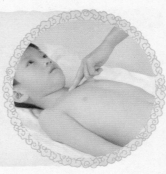

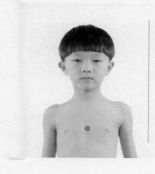

肆 按揉膻中

按摩时间
2～3分钟

- **定位** 膻中位于胸部，平第四肋间，两乳头连线的中点。
- **按摩** 用食指中指按揉膻中穴，以局部皮肤发红为止。

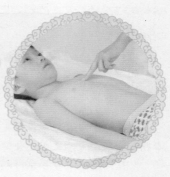

伍 推肺经

按摩时间
2～3分钟

- **定位** 肺经位于无名指末节螺纹面。
- **按摩** 用拇指指腹由患儿无名指指尖推到指根，再反方向推过去。

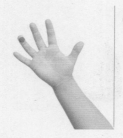

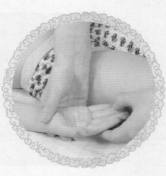

陆 推揉肺俞

按摩时间
2～3分钟

- **定位** 肺俞位于背部，当第三胸椎棘突下，旁开1.5寸。
- **按摩** 用双手拇指推揉肺俞，以有酸麻胀痛的感觉为佳。

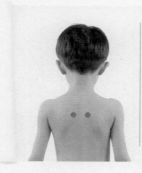

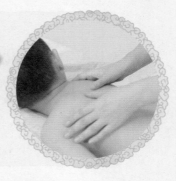

穴位治病解析

　　天河水清热解表、泻火除烦；六腑清热解毒、消肿止痛；天突降逆止呕、理气平喘；膻中理气止痛、生津增液；肺经宣肺理气、清热止咳；肺俞疏风解表、宣肺止咳。六穴配伍，长期按摩，有助于缓解小儿百日咳。

小儿麻痹症

　　小儿麻痹症夏秋季最易发病，是一种严重的致残性疾病，严重者可造成终身肢体残疾。本病是由灰质炎病毒入侵脊髓、脑干细胞和脊神经，破坏神经细胞，造成肌肉弛缓性瘫痪的一种疾病。小部分儿童得病后可自行痊愈，但多数儿童发病后，会出现发热、肢体肌肉萎缩无力，下肢或四肢肌肉萎缩、畸形和躯干完全麻痹等症状。

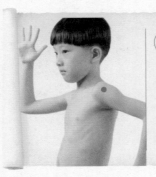

壹 揉按肩髃

按摩时间 3分钟

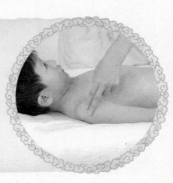

- ● **定位** 肩髃位于臂外侧，三角肌上，肩峰前下方凹陷处。
- ● **按摩** 食指、中指紧并，揉按患儿肩髃穴。

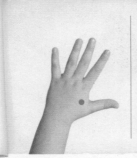

贰 揉按合谷

按摩时间 2～3分钟

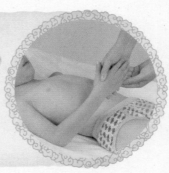

- ● **定位** 合谷位于第一、二掌骨之间，约当第二掌骨之中点。
- ● **按摩** 将拇指指腹放于患儿合谷穴上稍用力揉按。

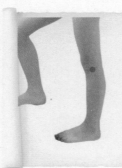

叁 推揉阳陵泉

按摩时间 3分钟

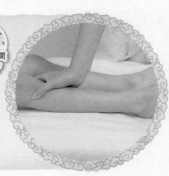

- ● **定位** 阳陵泉位于小腿外侧，当腓骨头前下方凹陷处。
- ● **按摩** 将食指、中指、无名指紧并，放于患儿阳陵泉穴上推揉。

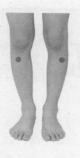

肆 推揉足三里

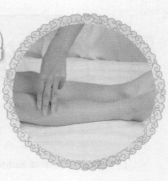

按摩时间
3分钟

- **定位** 足三里位于小腿前外侧，当犊鼻下3寸处。
- **按摩** 将食指、中指、无名指紧并，放于患儿足三里穴上推揉。

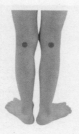

伍 按揉委中

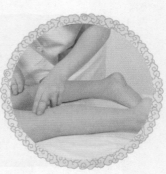

按摩时间
2分钟

- **定位** 委中位于腘横纹中点，股二头肌腱与半腱肌肌腱中间。
- **按摩** 用食指、中指指腹旋转按揉委中穴。

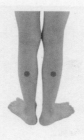

陆 按揉承山

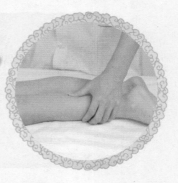

按摩时间
1～3分钟

- **定位** 承山位于小腿后面正中，腓肠肌肌腹下的尖角凹陷处。
- **按摩** 用拇指指腹由轻到重按揉承山穴。

穴位治病解析

　　肩髃通利关节、疏散风热；合谷镇静止痛、通经活络；阳陵泉清热利湿、舒筋通络；足三里是常用保健穴之一；委中疏通经络、息风止痉；承山通经活络止抽搐。六穴配伍，长期按摩，有助于缓解小儿麻痹症。

小儿维生素A缺乏症

维生素A缺乏症是因体内缺乏维生素A而引起的以眼和皮肤病变为主的全身性疾病，多见于1～4岁小儿。最早的症状是暗适应差，视物不清，眼结膜及角膜干燥，以后发展为角膜软化且有皮肤干燥和毛囊角化、增生、脱屑等症状，故又称夜盲症、干眼病、角膜软化症。

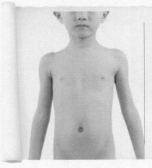

壹 摩擦神阙

按摩时间
3分钟

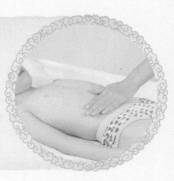

- **定位** 神阙位于肚脐中央。
- **按摩** 搓热双手，以顺时针方向摩擦患儿腹部的神阙穴。

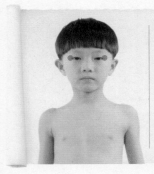

贰 按揉阿是穴

按摩次数
30次

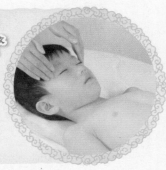

- **定位** 阿是穴多位于病变的附近，没有固定的位置和名称。
- **按摩** 将食指、中指、无名指、小指四指紧并，抹患儿眼眶。

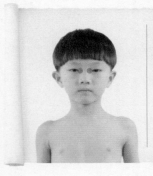

叁 揉按睛明

按摩时间
2分钟

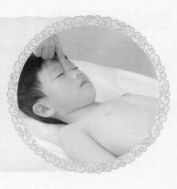

- **定位** 睛明位于面部，内眼角稍上方凹陷处。
- **按摩** 用食指揉按患儿的睛明穴，动作轻柔，幅度小。

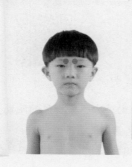

肆 揉按攒竹

按摩时间
2分钟

- **定位** 攒竹位于面部，当眉头凹陷中，眼眶上切迹处。
- **按摩** 用拇指旋转揉按患儿的攒竹穴，动作轻柔，幅度小。

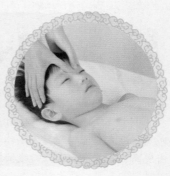

伍 拿捏血海

按摩次数
20～30次

- **定位** 屈膝，血海位于大腿内侧，髌底内侧端上2寸。
- **按摩** 将拇指、食指、中指做钳状，拿捏患儿血海穴。

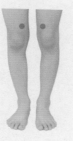

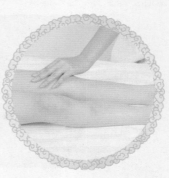

陆 揉按足三里

按摩时间
2～3分钟

- **定位** 足三里位于小腿前外侧，当犊鼻下3寸处。
- **按摩** 食指、中指紧并，以顺时针方向揉按患儿足三里穴。

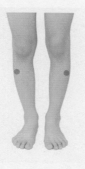

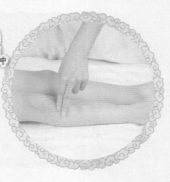

穴位治病解析

　　神阙温阳散寒、消食导滞；睛明降温除浊、明目安神；攒竹清热明目，祛风通络；血海调经统血，健脾化湿；足三里是常用保健穴之一。五穴配伍，长期按摩，有助于缓解小儿维生素 A 缺乏症。再加上按摩压痛点即阿是穴，效果会更佳。

小儿脐风

小儿脐风是新生儿断脐用具不干净，或是断脐后护理不当，由风毒感染所致的疾病。发病初期表现为婴儿哭闹不休、精神烦躁、吸乳困难，逐渐发展至牙关紧闭。1～2日后出现高热、苦笑面容、四肢抽搐、角弓反张、时常口吐白沫等症状，遇到光线、声音等刺激时，都会引发患儿抽搐。

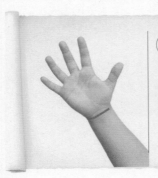

壹 分推大横纹

按摩次数 300 次

● **定位** 腕横纹即为大横纹。

● **按摩** 用双手拇指，从患儿大横纹正中总筋处向两侧分推，称分推大横纹。

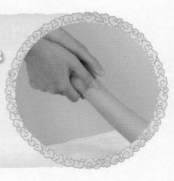

贰 揉外劳宫

按摩次数 50 次

● **定位** 外劳宫位于手背第二、三掌骨之间，掌指关节后0.5寸。

● **按摩** 用拇指指腹轻揉患儿手背的外劳宫穴。

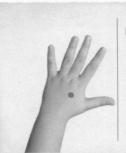

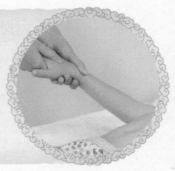

叁 推六腑

按摩次数 300 次

● **定位** 六腑位于前臂尺侧，阴池至肘横纹，成一直线。

● **按摩** 用拇指指腹从患儿腕横纹处推向肘横纹处，称为推六腑。

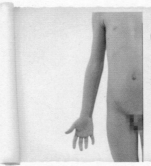

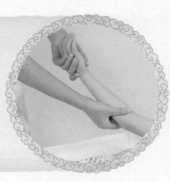

小儿肾盂肾炎

小儿常见病
推拿法

小儿肾盂肾炎是由细菌感染导致肾盂、肾实质及肾盏组织病变。小儿肾盂肾炎分急性肾盂肾炎和慢性肾盂肾炎。急性肾盂肾炎起病急，发病快，伴高热、寒战、呕吐、腹泻、食欲不振等症状。

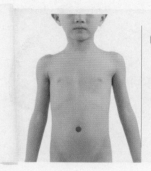

壹 揉按神阙

按摩时间
2～3分钟

- **定位** 神阙位于肚脐中央。
- **按摩** 用食指、中指指腹轻轻揉按患儿神阙穴。

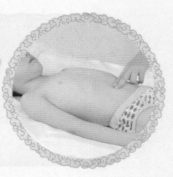

贰 推揉肾俞

按摩时间
3分钟

- **定位** 肾俞位于腰部，当第二腰椎棘突下，旁开1.5寸。
- **按摩** 用食指、中指紧并，推揉患儿肾俞穴，力度轻柔。

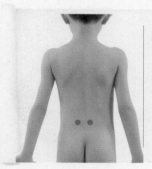

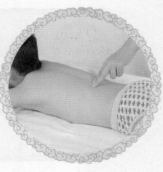

叁 推揉气海俞

按摩时间
3分钟

- **定位** 气海俞位于腰部，第三腰椎棘突下，旁开1.5寸。
- **按摩** 用拇指推揉患儿气海俞穴，力度轻柔。

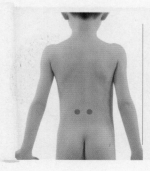

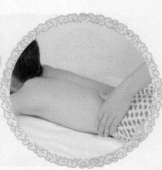

小儿肌性斜颈

小儿肌性斜颈又称小儿先天性斜颈，是由一侧胸锁乳突肌较短或挛缩所引起的以头歪向患侧，面朝健侧为特征的病症。由于时间久头颈活动受到限制，面部逐渐变形。1周岁以内的大部分患儿可采用非手术治疗，超过1岁治疗效果不好。

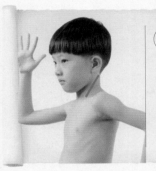

壹 揉按桥弓

按摩时间
2～3分钟

- **定位** 桥弓位于脖子两侧的大筋上。
- **按摩** 用大拇指、食指、中指三指夹住桥弓穴揉按。

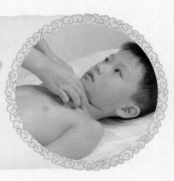

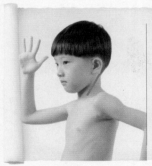

贰 拿捏桥弓

按摩时间
3分钟

- **定位** 桥弓位于脖子两侧的大筋上。
- **按摩** 用拇指、食指、中指拿捏胸锁乳突肌中部的桥弓穴。

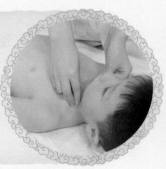

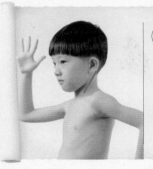

叁 抚摩桥弓

按摩时间
5分钟

- **定位** 桥弓位于脖子两侧的大筋上。
- **按摩** 用手掌心轻摩桥弓穴，以局部皮肤潮红为度。

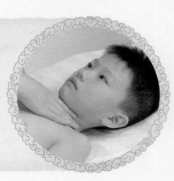

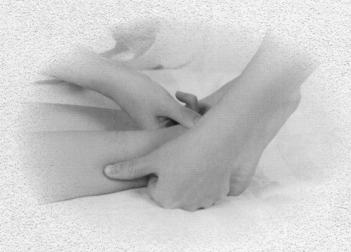

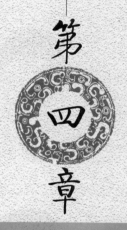

第四章

调节不良生活状态的法宝
——小儿日常保健法

　　健康无小事，存在于点点滴滴、细致入微的生活状态中。在宝宝的成长过程中，父母总会担心小儿出现食欲不振、烦躁哭闹、消化不良等大大小小的问题。父母充分了解中医日常保健常识，关心孩子身体的日常反应，将会对孩子的未来产生不可低估的影响。本章从孩子经常会遇到的视力下降、学习疲劳、睡眠不深、智力障碍等问题出发，从中医角度介绍保护视力、益智补脑、强健骨骼、消食化积、强身健体的保健法，给予孩子最贴心的保护。

保护视力

现代社会信息化发展迅速，越来越多的电子产品深受小朋友的喜爱，这使得小孩儿长期用眼过度。尤其是当今的中、小学生，课业负担过重，每天要进行大量的阅读、写作，导致视力严重下降，日久容易造成近视眼，过早加入眼镜一族的行列中。研究表明：人的视力是可以通过自我锻炼得到改善的。

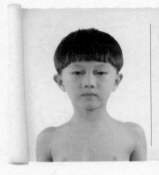

壹 按揉睛明

按摩时间
2～3分钟

- **定位** 睛明位于面部，目内眦角稍上方凹陷处。

- **按摩** 用食指指腹按揉睛明穴，可加速血液循环。

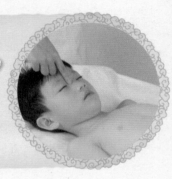

贰 推拿攒竹

按摩次数
50～100次

- **定位** 攒竹位于面部，当眉头凹陷中，眶上切迹处。

- **按摩** 用双手拇指从眉头攒竹穴推拿至眉尾。

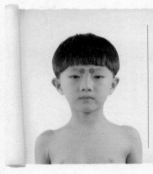

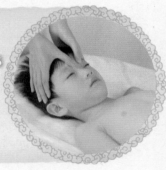

叁 点按瞳子髎

按摩次数
50次

- **定位** 瞳子髎位于面部，目外眦旁，当眶外侧缘处。

- **按摩** 用双手拇指点按瞳子髎穴以局部有酸胀感为宜。

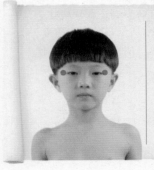

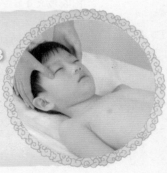

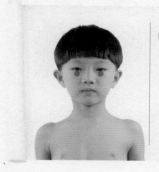

肆 按揉承泣

按摩时间
2～3分钟

- ● **定位** 承泣位于面部，瞳孔直下，当眼球与眶下缘之间。
- ● **按摩** 用拇指指腹稍用力旋转按揉承泣穴，以局部有酸胀感为宜。

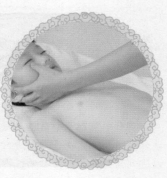

伍 按揉四白

按摩时间
2～3分钟

- ● **定位** 四白位于面部，瞳孔直下，当眶下缘凹陷处。
- ● **按摩** 用两手中指和食指指腹分别按揉两侧四白穴。

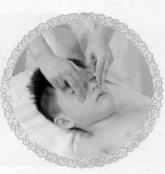

陆 揉按光明

按摩次数
50次

- ● **定位** 光明位于小腿外侧，当外踝尖上5寸，腓骨前缘。
- ● **按摩** 用拇指指腹以顺时针的方向揉按光明穴。

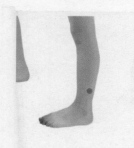

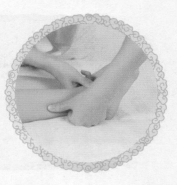

穴位治病解析

　　睛明降温除浊、明目安神；攒竹清热明目、祛风通络；瞳子髎降浊祛湿、养肝明目；承泣明目定神、舒经活络；四白祛风明目、通经活络；光明疏肝明目、活络消肿。六穴配伍，长期按摩，有助于清肝明目，缓解眼睛疲劳，防止视力下降。

强健骨骼

每个家长都希望自己的孩子长得高大、身体健康。须知，除了要给小儿必要的营养补充外，还要陪同孩子一起进行锻炼。另外，日常生活中如果我们学会一些推拿手法也是可以达到强健骨骼的目的的，因为通过穴位的推拿、经络的推拿可以增加经络的运行和全身气血的营养，促进新陈代谢，有利于骨骼发育。

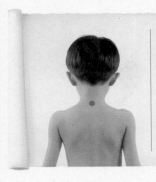

壹 挟提大椎

挟摩次数 10～20次

- **定位** 大椎位于后正中线上，第七颈椎椎棘下凹陷中。

- **按摩** 将拇指和食、中两指相对，挟提大椎穴，力度由轻至重。

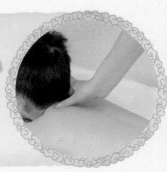

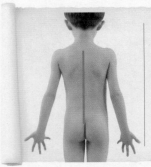

贰 推脊柱

挟摩次数 100～300次

- **定位** 脊柱位于大椎至龟尾之间，成一直线。

- **按摩** 用将食指、中指指腹自下而上直推脊柱，以皮肤潮红为佳。

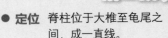
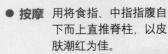
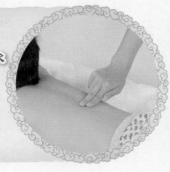

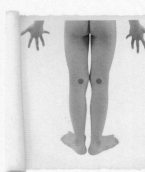

叁 按揉委中

挟摩时间 2分钟

- **定位** 委中位于腘横纹中点，股二头肌腱与半腱肌肌腱的中间。

- **按摩** 用拇指指腹稍用力旋转按揉委中穴。

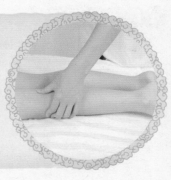

清热泻火

小儿日常保健法

儿童生活饮食不规律，易导致肠胃功能紊乱，加上免疫力较弱，在天气炎热、干燥的时候就容易上火，导致体内水分流失，出现便秘、扁桃体炎、发热等。在日常生活中通过刺激穴位的方法，可帮助小儿清热泻火，在源头上减少上火现象的产生。

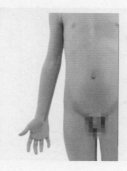

壹 推六腑

按摩次数
300～500次

- **定位** 六腑位于前臂尺侧，阴池至肘，成一直线。
- **按摩** 用拇指指腹自腕横纹尺侧推向肘横纹尺侧。

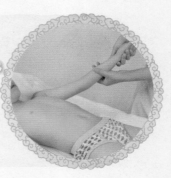

贰 挟提耳尖

按摩次数
30次

- **定位** 耳尖位于耳郭上方，当折耳向前，耳郭上方的尖端。
- **按摩** 用拇指和食、中两指相对，挟提耳尖穴，由轻至重。

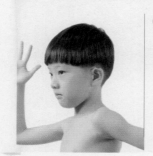

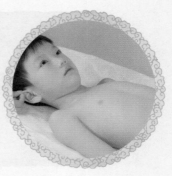

叁 挟提大椎

按摩次数
30次

- **定位** 大椎位于后正中线上，第七颈椎椎棘下凹陷中。
- **按摩** 拇指和食、中两指相对，挟提大椎穴，双手交替捻动。

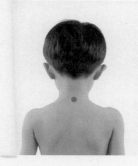

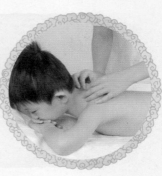

健脾养胃

小儿脾胃娇弱，一旦外感或内伤都容易伤及脾胃功能，出现食欲不振、泄泻、消瘦等症状。由于小儿自我保护能力差，如果不及时加减衣服，或乱吃东西，易发生腹泻等消化道疾病。通过中医的穴位刺激疗法，则有利于气血的运行和生化，调理脾胃功能，小儿吃饭香，父母也少担心。

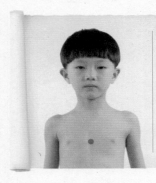

壹 推膻中

按摩次数 200～300 次

- **定位** 膻中位于胸部，平第四肋间，两乳头连线的中点。
- **按摩** 用双手拇指指腹从膻中穴向两边分推至乳头处。

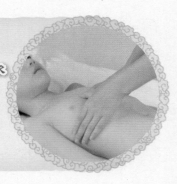

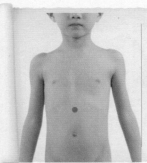

贰 揉中脘

按摩次数 100～200 次

- **定位** 中脘位于上腹部，前正中线上，当脐中上4寸。
- **按摩** 用手掌紧贴中脘穴揉按，皮下组织要被揉动。

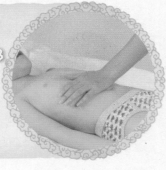

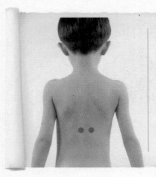

叁 揉按脾俞

按摩次数 50～100 次

- **定位** 脾俞位于背部，当第十一胸椎棘突下，旁开1.5寸。
- **按摩** 用拇指指腹稍用力揉按脾俞穴，以顺时针的方向揉按。

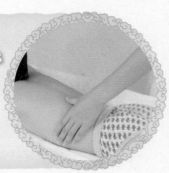

益智补脑

　　小儿出生后的 1 ~ 3 年是大脑发育的黄金时期，大脑皮质发育迅速，因此 1 ~ 3 岁是开发孩子智力的黄金时期。父母平常除了给小儿提供智力和身体的发育营养需求外，也可以通过抚触、推拿等，刺激儿童的脑力发育，达到益智补脑的效果。

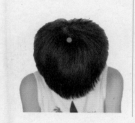

壹 揉按百会

按摩圈数
20 圈

- **定位**　百会位于前发际正中直上 5 寸，两耳尖连线中点处。
- **按摩**　用手掌按在百会穴上，先顺时针揉按，再逆时针揉按。

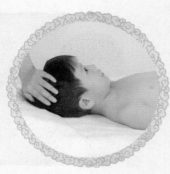

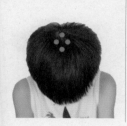

贰 揉按四神聪

按摩圈数
30 ~ 50 圈

- **定位**　四神聪位于头顶部，百会前后左右各 1 寸，共四穴。
- **按摩**　用拇指指腹逆时针沿着四神聪穴揉按一圈。

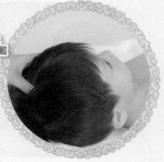

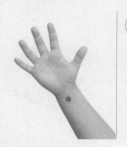

叁 揉按内关

按摩次数
100 次

- **定位**　内关位于前臂掌侧，腕横纹上 2 寸。
- **按摩**　用拇指指腹以顺时针的方向揉按内关穴，力度稍重。

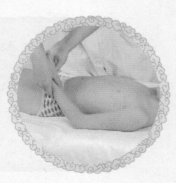

养心安神

小儿时期的生理特点是机体柔嫩，气血未充，经脉未盛，神识未发，精气未足，神经系统发育不完全，对于外界事物的刺激反应非常敏感，易受惊吓，严重时甚至导致惊厥。通过推拿的安神保健法可以帮助孩子培补元气，平肝息风，宁心安神，增强孩子适应外部环境的能力，保护孩子的身心健康。

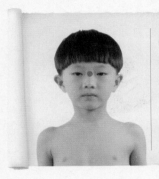

壹 掐压山根

按摩次数
30 次

- **定位** 山根位于两眼内眦连线中点与印堂之间的斜坡上。

- **按摩** 将拇指按在山根穴上，做深入并持续的掐压。

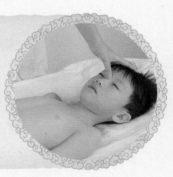

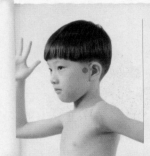

贰 揉按耳门

按摩次数
30～50 次

- **定位** 耳门位于面部耳屏上切迹的前方，下颌骨髁状突后缘。

- **按摩** 将手指指腹紧贴耳门，先逆时针再顺时针揉按。

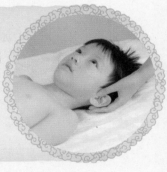

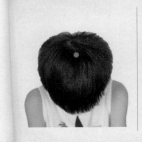

叁 揉按百会

按摩圈数
50 圈

- **定位** 百会位于前发际正中直上 5 寸，两耳尖连线中点处。

- **按摩** 将手掌按在百会穴上，以顺时针方向揉按。

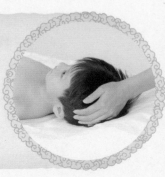

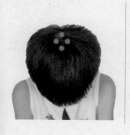

肆 揉按四神聪

按摩圈数 50 圈

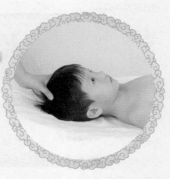

● **定位** 四神聪位于头顶部，百会前后左右各1寸，共四穴。

● **按摩** 用拇指依次沿四神聪穴揉按一圈边揉按边绕圈。

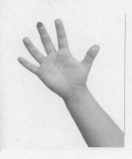

伍 掐中冲

按摩次数 10～20 次

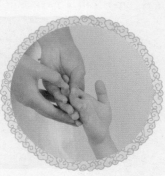

● **定位** 中冲位于手中指末节尖端中央。

● **按摩** 用拇指指甲逐渐用力重掐中冲穴。

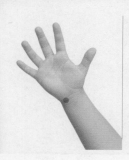

陆 按揉神门

 按摩时间 2 分钟

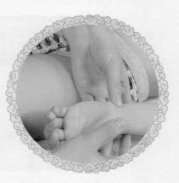

● **定位** 神门位于腕掌横纹尺侧，尺侧腕屈肌腱的桡侧凹陷处。

● **按摩** 用拇指指腹匀速回旋按揉患儿的神门穴。

穴位治病解析

　　山根醒目定神、疏通经络、开窍醒脑；耳门降浊升清、养心安神；百会升阳举陷、益气固脱；四神聪益智补脑，安神止痛；中冲清热开窍利喉舌；神门宁心安神。六穴配伍，长期按摩，可以培补元气、宁心安神，增强孩子适应外部环境的能力。

消食化积

小儿饮食不节而脾胃功能又较弱，往往会使消化系统负荷太重，多吃几口或吃了不易消化的东西，就容易产生积食。3岁以下的宝宝，消化功能还不健全，积食不消，过一段时间就使体内过热，表现为舌苔厚、口臭、唇红、小便黄。出现这种状况应及时采取措施治疗，比如采用推拿疗法就可以起到消食化积的作用。

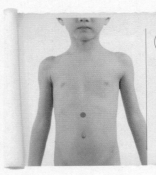

壹 揉按中脘

按摩次数 100～150 次

- **定位** 中脘位于上腹部，前正中线上，当脐中上4寸。
- **按摩** 将食指、中指并拢，以顺时针方向揉按中脘穴。

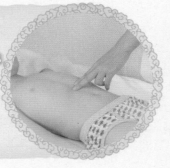

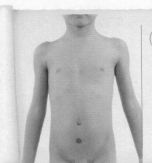

贰 揉按气海

按摩次数 100～150 次

- **定位** 气海位于下腹部，前正中线上，当脐中下1.5寸。
- **按摩** 用食指、中指指腹以顺时针方向揉按气海穴。

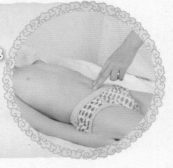

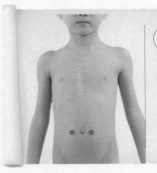

叁 揉天枢

按摩次数 200～300 次

- **定位** 天枢位于腹中部，距脐中2寸。
- **按摩** 用拇指指腹揉天枢穴，力度适中，以局部潮红为度。

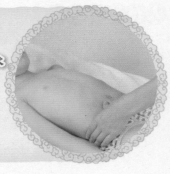

调理肠道

很多小孩不爱吃蔬菜，喜欢高脂肪、高胆固醇的食品，一些缺乏健康知识的家长又不知道引导，这样就造成小儿肠胃蠕动缓慢，消化不良，食物残渣在肠道中停滞时间过久，从而引起便秘。家长可以运用推拿疗法为小孩调理肠道。

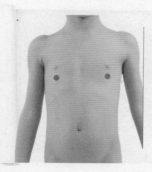

壹 揉按乳根

按摩次数 200～300次

- **定位** 乳根位于乳头直下，第五肋间隙，距前正中线4寸。
- **按摩** 将食指、中指点按在乳根穴上，以顺时针的方向揉按。

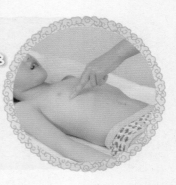

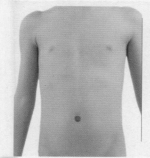

贰 摩动神阙

按摩次数 100～200次

- **定位** 神阙位于肚脐中央。
- **按摩** 将手掌放在神阙穴上，手掌不要紧按在皮肤，在皮肤表面做顺时针回旋性的摩动。

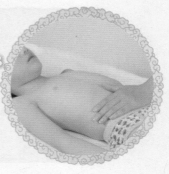

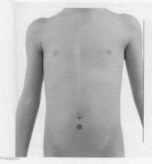

叁 摩动气海

按摩次数 100～200次

- **定位** 气海位于下腹部，前正中线上，当脐中下1.5寸。
- **按摩** 将手掌放在气海穴上，在皮肤表面做顺时针回旋性的摩动。

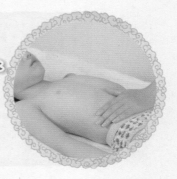

益气养血

　　益气是补气的一种治法，以少气懒言、动辄喘促、面色苍白、怕风自汗、神疲倦怠、食欲不振、大便泄泻为主症。营养性贫血是指因缺乏生血所必需的营养物质如铁、叶酸、维生素 D 等，使血红蛋白的形成或红细胞的生成不足，以致造血功能低下的一种疾病。为小儿进行推拿，能够益气养血，恢复小儿健康活力。

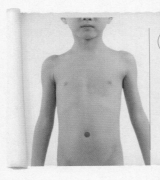

壹 摩动神阙

按摩次数 100～200 次

- **定位** 神阙位于肚脐中央。
- **按摩** 将手掌放在神阙穴上，手掌不要紧按压皮肤，在皮肤表面做顺时针回旋性摩动。

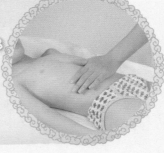

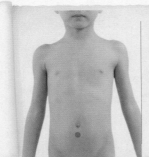

贰 揉按气海

按摩次数 150～200 次

- **定位** 气海位于下腹部，前正中线上，当脐中下 1.5 寸。
- **按摩** 将食指、中指并拢，以顺时针的方向揉按气海穴。

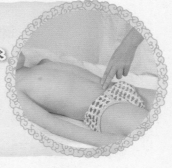

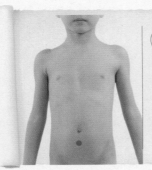

叁 揉按关元

按摩次数 150～200 次

- **定位** 位于下腹部，前正中线上，当脐中下 3 寸。
- **按摩** 将食指、中指并拢，以顺时针的方向揉按关元穴。

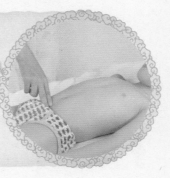

消除疲劳

儿童大脑疲惫可以从三个特征看出来：坐立不安——一些儿童在学习一段时间之后，会表现出坐立不安的状态；哭闹不休——有些儿童一旦疲倦就会哭闹不休；瞌睡——有的儿童会在学习时哈欠连天。家长可以采用以下推拿疗法，有效帮助儿童消除疲劳。

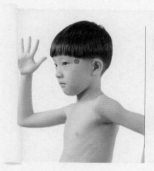

壹 揉按太阳

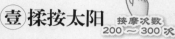
按摩次数 200～300 次

● **定位** 太阳位于眉梢与目外眦之间向后约一横指的凹陷处。

● **按摩** 将拇指指腹紧贴太阳，先逆时针再顺时针揉按。

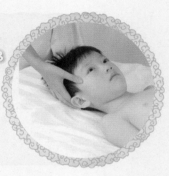

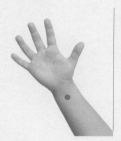

贰 揉按内关

按摩次数 100～150 次

● **定位** 内关位于前臂掌侧，腕横纹上 2 寸。

● **按摩** 用拇指指腹以顺时针的方向揉按内关穴。

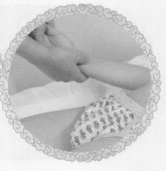

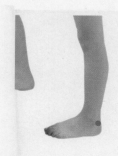

叁 掐按昆仑

按摩次数 20～30 次

● **定位** 昆仑位于足外踝后方，外踝尖与跟腱之间的凹陷处。

● **按摩** 用拇指指甲逐渐用力掐按昆仑穴，至皮肤发热。

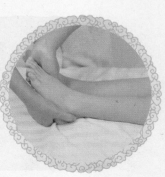

强身健体

保健法 小儿日常

　　小儿免疫力较弱，容易感染病菌，患上一些急慢性疾病。为了加速新陈代谢，促进机体发育，增强免疫功能，提高抗病能力，父母除了可以给小儿补充营养、陪小儿锻炼身体外，在日常生活中还可以运用推拿疗法来增强小儿免疫力，以便达到强身健体的目的。

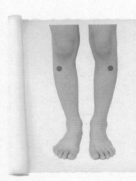

壹 揉足三里

按摩次数
50～100次

- **定位** 足三里位于小腿前外侧，犊鼻下3寸处。
- **按摩** 用拇指指腹一按三揉足三里，一按三揉为1次。

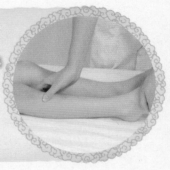

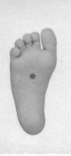

贰 揉按涌泉

按摩次数
200～300次

- **定位** 涌泉位于足底部，蜷足时足前部凹陷处。
- **按摩** 将拇指指腹按压在涌泉穴上，用力向足趾方向推。

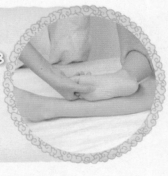

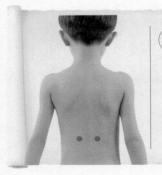

叁 揉按肾俞

按摩次数
100～200次

- **定位** 肾俞位于腰部，当第二腰椎棘突下，旁开1.5寸。
- **按摩** 拇指指腹点按肾俞，先顺时针揉按，再逆时针揉按。

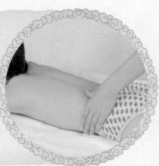